# 血管超声
# 常见疑问及解答

主 编 贲志飞 陈赛君

科学技术文献出版社
SCIENTIFIC AND TECHNICAL DOCUMENTATION PRESS
·北京·

**图书在版编目（CIP）数据**

血管超声常见疑问及解答 / 贲志飞，陈赛君主编 . —北京：科学技术文献出版社，2023.10（2024.8重印）

ISBN 978-7-5235-0849-7

Ⅰ . ①血… Ⅱ . ①贲… ②陈… Ⅲ . ①血管疾病—超声波诊断—问题解答 Ⅳ . ① R543.04-44

中国国家版本馆 CIP 数据核字（2023）第 184013 号

### 血管超声常见疑问及解答

策划编辑：袁婴婴　　责任编辑：崔凌蕊　袁婴婴　　责任校对：张吲哚　　责任出版：张志平

| | |
|---|---|
| 出 版 者 | 科学技术文献出版社 |
| 地 址 | 北京市复兴路15号　邮编 100038 |
| 编 务 部 | （010）58882938，58882087（传真） |
| 发 行 部 | （010）58882868，58882870（传真） |
| 邮 购 部 | （010）58882873 |
| 官 方 网 址 | www.stdp.com.cn |
| 发 行 者 | 科学技术文献出版社发行　全国各地新华书店经销 |
| 印 刷 者 | 北京地大彩印有限公司 |
| 版 次 | 2023年10月第1版　2024年8月第2次印刷 |
| 开 本 | 787×1092　1/16 |
| 字 数 | 194千 |
| 印 张 | 10.75 |
| 书 号 | ISBN 978-7-5235-0849-7 |
| 定 价 | 108.00元 |

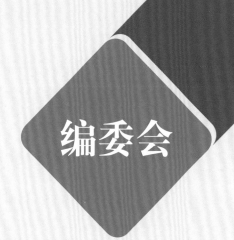

# 编委会

主　编：贲志飞　陈赛君

副主编：王　珏　詹锦勇　徐开颖

编　者（按姓氏拼音排序）：

贲志飞　宁波市第二医院

陈赛君　宁波市第二医院

付淑萍　宁波市第二医院

洪芳芳　宁波市第二医院

侯元美　宁波市第二医院

胡　磊　宁波市海曙区白云街道社区卫生服务中心

李艳萍　宁波市海曙区横街镇卫生院

李英涛　宁波市第二医院

罗　文　宁波市海曙区高桥镇卫生院

王　珏　宁波市第二医院

吴　炯　宁波市杭州湾医院

徐开颖　宁波市第二医院

曾　伟　隆昌市人民医院

詹锦勇　宁波市第二医院

张　连　宁波市镇海区中医医院

张志燕　宁波市江北区庄桥街道社区卫生服务中心

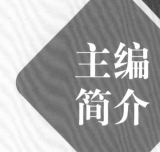

# 主编
# 简介

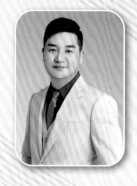

**贲志飞**

副主任医师，硕士生导师，宁波市第二医院超声医学基地教学主任、影像二支部副书记，宁波市高级人才，宁波市卫生健康青年技术骨干人才

兼任中华超声医学培训工程脑颈及外周血管专家委员会常务委员，中国超声医学工程学会颅脑及颈部血管超声专业委员会委员，浙江省医师协会超声医学分会青年委员会副主任委员，浙江省超声医学工程学会分子影像与材料专业委员会委员，浙江省数理医学学会精准超声介入与智能诊断专业委员会委员，宁波市医学会超声医学分会青年委员兼秘书，宁波市中西医结合学会超声医学专业委员会委员兼秘书，宁波市超声医学工程学会监事长，宁波市住院医师规范化培训超声医学科专业基地质量控制中心委员兼秘书。

擅长血管及浅表疾病的超声诊断与鉴别诊断，通过中国医师血管超声认证考试（RPVI-China）并获得国内脑卒中超声筛查资格，作为第一或主要负责人承担多项省市级课题，其中一项被评为浙江省医药卫生科技进步奖三等奖。培养硕士研究生10余名，作为审稿专家参与《心脑血管病防治》和《中国中西医结合影像学杂志》的审稿工作，先后在国内外杂志上发表论文近30篇，其中在一级期刊上发表6篇、被SCI收录5篇，参编图书2本，拥有国家专利3项，先后承担国家级医学继续教育3项、省级医学继续教育6项。

# 主编
# 简介

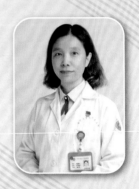

## 陈赛君

主任医师，硕士生导师，宁波市
第二医院超声科主任

　　兼任中国超声医学工程学会理事，中国超声医学工程学会超声心动图专业委员会常务委员，中国研究型医院学会肌骨及浅表超声专业委员会委员，浙江省超声医学工程学会常务理事，浙江省医学会超声医学分会常务委员，浙江省医师协会超声医师分会委员，宁波市超声医学工程学会会长，宁波市中西医结合学会超声医学专业委员会主任委员，宁波市住院医师规范化培训超声医学科专业基地质量控制中心主任，宁波市医学会超声医学分会副主任委员，宁波市超声医学质量控制中心副主任。

　　从事超声诊断工作20余年，擅长心血管疾病的超声诊断，先后主持相关市厅级课题2项，其中1项荣获浙江省医药卫生科技进步奖"三等奖"，成功举办心血管相关国家级和省级继续教育班多期，发表论文十余篇。

# 前　言

超声作为临床医生的"眼睛"，在日常临床工作中发挥着非常重要的作用。近年来，随着血管超声技术的发展，超声在各类血管疾病的诊断、治疗和疗效评价方面具有不可替代的作用；同时，由于人们对于自身健康越来越重视，动脉粥样硬化和下肢深静脉血栓的超声筛查工作也越来越多，已成为超声科最常见的检查项目之一。

由于超声检查具有方便、快捷、实时和动态的优势，因此很多临床科室都配备了超声仪器，基层医疗机构也逐渐开展了血管超声检查项目，但基层医生对超声基础知识的掌握相对薄弱，在血管超声检查过程中会遇到各种各样的问题和疑惑，使得部分血管超声检查结果不准确。为了解决基层和年轻超声医生在日常血管超声检查工作中的困惑，我们花费一年多时间收集和整理了一些常见问题，有各类超声伪像的说明，也有各类超声征象的解释；有超声基础问题，也有超声临床问题；有超声仪器的调节，也有超声图像的解读，并对这些问题进行了整理、分类和归纳，希望通过本书能够对超声医生及相关临床科室医生的日常血管超声检查工作提供一定的帮助。

由于时间紧，任务重，加上笔者自身学识水平有限，对于部分疑问的解释可能不全面，恳请广大读者予以批评指正。

最后，感谢科室规范化培训的住院医师对文字部分的校对工作，感谢科室文员江雯承担绘制本书的示意图和插画部分工作，最后感谢我的家人对我编写图书工作的支持！

贲志飞

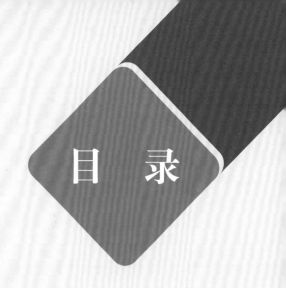

# 目　录

## 第一章　血管超声基础

第一节　仪器调节 ................................................................................ 2

1.什么是灵敏度时间控制？如何调节？ ......................................... 2

2.为什么二维图像上有薄雾感？如何消除？ ................................. 2

3.为什么深方的图像不清晰、回声减低？如何解决？ ................. 2

4.为什么接近体表的金属异物后方会出现多重反射？如何消除？ ......... 2

5.为什么胆囊、膀胱和囊肿后壁常见模糊的低回声，酷似腔内"沉积物"？如何消除？ ...3

6.肾脏内部的无回声一定是囊肿吗？ ............................................ 3

7.肾脏内部的强回声一定是结石吗？ ............................................ 4

8.什么样的彩色多普勒增益最合适？如何调节？ ......................... 4

9.壁滤波（filter）的作用是什么？ ................................................ 4

10.为什么在超声检查中需要调节动态范围？ ............................... 5

11.为什么进行彩色多普勒超声检查时深度需要适当？ ............... 5

12.为什么在超声扫查过程中需要调节焦点的深度？ ................... 6

13.为什么不是焦点数量越多超声图像越好？ ............................... 6

14.为什么进行彩色多普勒超声检查时取样框不能太大？ ........... 6

15.脉冲重复频率的作用是什么？如何调节？ ............................... 7

16.目标血管比较平直且和探头表面相对平行时，如何准确观察其内部血流情况？ ........ 8

17.如何消除颈动脉彩色多普勒超声检查时出现的镜面伪像？ ................ 8

18.能不能使用腹部探头进行颈动脉扫查？如何调节机器才能更加清楚地显示颈动脉远端管腔情况？ ......... 9

19.如何避免低估或者漏诊串联血管病变中的远端病变？ ................ 9

20.为什么肥胖者或深部血管血流充盈不佳？如何调节？ ......................................................9

21.为什么血管周边的血流充盈不佳，有散碎感？如何解决？ ..........................9

22.什么是彩色混叠？如何消除？ ...................................................................10

23.为什么有时候利用彩色多普勒扫查血管时，彩色的血流信号会出现在血管管腔外？.......10

24.行下肢血管超声检查时，为什么在正常的血管腔内会出现血流充盈欠佳？怎么进行
    调节？ ........................................................................................................11

25.为什么检测外周血管流速时要求角度小于60°？ ...................................11

26.如何调节频谱多普勒的增益？ .................................................................12

27.为什么频谱多普勒会出现混叠？如何消除？ ........................................13

28.为什么在基线的两侧会出现对称的频谱？ ............................................13

29.如何显示肾动脉全程血流充盈情况及准确测量流速？ ........................13

30.在心脏超声或超声造影等检查中，如何提高帧频以最大限度地提高时间分辨率？ ..14

31.如何提高四肢浅静脉的超声显示率？ ....................................................15

第二节　超声征象 .........................................................................................15

1.为什么在超声声像图上有的强回声后方会形成"彗星尾征"，而有的却没有？ .......15

2.典型声晕的超声声像图改变是什么？病理基础如何？有什么临床价值？ .................15

3.什么是"通心粉征"？ ..............................................................................15

4.什么是"马赛克征"？ ..............................................................................17

5.什么是"提篮征"？ ..................................................................................17

6.什么是"鼠尾征"？ ..................................................................................18

7.什么是"牛眼征"或"靶环征"？有什么临床价值？ .........................18

8.什么是"同心圆征"或"套袖征"？ ......................................................19

9.什么是"假肾征"？ ..................................................................................19

10.什么是"WES征"？ ...............................................................................21

11.什么是"米老鼠征"？ ...........................................................................21

12.为什么颈部也会出现"米老鼠征"？ ..................................................22

13.什么是"睡莲征"？ ................................................................................22

14.什么是"彩色彗星尾征"？ ...................................................................22

15.什么是"宫颈征"？ ................................................................................23

16.什么是"暴风雪征"？ ...........................................................................23

17.什么是肝脏的"感叹号征"？ ...............................................................23

18.为什么出现"苹果征"提示浅表肿块为皮脂腺囊肿的可能性比较大？ ...................... 24

19.为什么会出现"百叶窗征"？对超声诊断有何帮助？ ................................. 25

20.什么是"脂液分层征"或"面团征"？ ................................................. 25

21.什么是"中心点征"或"管内条带征"？ ............................................... 26

22.什么是"海鸥征"？ ............................................................... 26

23.什么是"飞鸟征"？ ............................................................... 26

24.什么是"剥香蕉皮征"？ ........................................................... 26

25.什么是"烟花征"？ ............................................................... 28

26.什么是"血管绕行征"？ ........................................................... 28

27.什么是"双轨征"？ ............................................................... 28

28.什么是"线样征"？ ............................................................... 29

29.什么是"眼征"？ ................................................................. 29

30.什么是"伴行征"？ ............................................................... 29

31.什么是"暗腱征"？ ............................................................... 30

32.输卵管积液有哪些特征性征象？ ................................................... 31

33.在行膀胱超声扫查时，为什么有时候能观测到"喷尿现象"？ ........................... 32

第三节　超声伪像 ................................................................... 33

1.为什么超声会出现伪像？ ........................................................... 33

2.超声有哪些伪像？ ................................................................. 33

3.什么是混响伪像？ ................................................................. 33

4.什么是内部混响伪像？超声声像图如何？有什么临床意义？ ............................. 33

5.什么是外部混响伪像？超声声像图如何？有什么临床意义？ ............................. 34

6.为什么超声声像图上会出现声影？ ................................................... 34

7.胆囊内结石为什么会出现声影？ ..................................................... 35

8.为什么部分组织会出现后方回声增强？ ............................................... 35

9.为什么部分病变后方会出现回声增强和声影？ ......................................... 35

10.什么是折射声影？ ............................................................... 36

11.为什么有时候囊肿内部的回声不是完全的无回声区？ ................................... 37

12.什么是部分容积伪像？包括哪些？如何消除？ ......................................... 37

13.为什么横膈两侧都会出现肝脏内占位回声？ ........................................... 37

14.什么是镜面伪像？ ............................................................... 37

15.什么是棱镜伪像? ......................................................................... 38

16.什么是声速失真伪像? ................................................................. 39

17.为什么肝内或腹膜后较大的脂肪瘤超声测量的大小比实际大? ...... 39

18.什么是旁瓣伪像? ......................................................................... 39

19.胆囊内胆固醇结晶为什么会出现"彗星尾征"? ........................... 39

20.为什么在彩色多普勒图像上结石的后面常常出现一条类似彗星尾样的彩色血流信号?... 39

21.为什么在彩色多普勒超声扫查中,因呼吸、心血管搏动或肠管蠕动等引起组织震动,会出现与血流无关的彩色伪像? ...................................................................... 40

22.闪烁伪像和快闪伪像有何不同? ................................................... 41

第四节　血管超声 ............................................................................. 41

1.为什么超声检查需要涂抹耦合剂? ................................................ 41

2.超声图像是怎么形成的? ............................................................... 41

3.如何解读彩色多普勒超声图像? ................................................... 42

4.能不能通过彩色多普勒图像初步判断血流速度的快和慢? .............. 42

5.在彩色多普勒超声图像上有血流信号的地方一定是血管吗? .......... 42

6.如何解读频谱多普勒图像? ........................................................... 43

7.阻力指数可以大于1吗? ............................................................... 43

8.彩色多普勒和频谱多普勒有何不同? ............................................ 44

9.如何解读M型超声图像? ............................................................... 44

10.血管超声与CTA、MRA有何不同? ............................................ 45

11.动脉和静脉管壁结构有何不同? ................................................... 45

12.动脉分为哪三型? ......................................................................... 45

13.为什么较肥胖的患者在行血管超声检查时,常常出现血管血流图像比较模糊,尤其是深部的血管常常无法辨认? ...................................................................... 45

14.为什么有时候血管腔内会出现云雾状的回声? ............................ 46

15.为什么血管内会出现类似膜样回声的线状伪像? ........................ 46

16.为什么在进行血管彩色多普勒超声扫查时,彩色血流信号会溢出到血管外? ......... 46

17.为什么彩色多普勒超声图像中红色血液不一定是动脉、蓝色不一定是静脉? ......... 47

18.为什么在进行同一条血管彩色多普勒超声检查时,一段为红色,一段为蓝色? ......... 48

19.彩色多普勒和能量多普勒有什么区别,各自有什么优劣势? ......... 48

20.B-flow血流成像与CDFI有何不同? ........................................... 49

21.为什么血管狭窄处会出现花色血流信号？ ............................................. 49

22.如何鉴别血管内花色血流是湍流还是混叠现象？ ................................... 50

23.进行外周血管频谱多普勒检测时，为什么超声束与血流方向夹角要＜60°？ ... 50

24.为什么多普勒角度并不是总以血管走行为参考？ ................................... 50

25.阻力指数、搏动指数及S/D比值是频谱多普勒中反映末梢血管血流阻力最常用的
　　3个数值，为什么他们应用的范围跟条件都不一样？分别代表什么意义？ ............. 51

26.为什么频谱多普勒会采集到双向非对称的血流频谱？ ................................ 51

27.脉冲波多普勒和连续波多普勒有何不同？日常工作中如何选择？ ............ 52

28.在进行频谱多普勒测量血流速度时，为什么低速血流测量应使用PW，而高速血流
　　应使用CW？ ............................................................................. 52

29.为什么测高速血流时只能用连续波多普勒才能准确测量其流速？ ............ 52

30.为什么PW提示湍流，血管不一定存在病变？ ...................................... 53

31.为什么PW的取样容积越大，频谱的宽度越宽？ ................................... 53

32.频谱多普勒为什么会出现频窗消失？ ................................................ 54

33.为什么在进行血流频谱多普勒采集时，有的频谱形态看起来像是"实心"的，而有
　　的看起来像是"空心"的？ ............................................................. 54

34.为什么在相同增益的条件下进行频谱多普勒采集时，有些血流频谱比较亮，而有些
　　血流频谱比较暗？ ...................................................................... 55

35.为什么近动脉管壁处会出现逆向血流？ ............................................. 55

36.如何确认分流和反流通道的空间位置与数量？ ................................... 56

37.什么是轴流？什么是边流？ ........................................................... 56

38.为什么同样是涡流但血流频谱形态却不同？ ...................................... 56

39.为什么出现乐性杂音不一定是血管重度狭窄？ ................................... 56

40.什么是敲击波？ .......................................................................... 56

41.什么是双重脉？ .......................................................................... 56

42.什么是水锤脉？与往返型频谱的区别是什么？ ................................... 57

43.有哪些生理因素会对血流速度产生影响？ ......................................... 58

44.为什么在行血管超声检查前被检查者最好不要空腹且需保持安静5分钟以上？ ... 58

45.为什么超声观察动脉粥样硬化时测量的是动脉内 – 中膜厚度，而不是内膜厚度？ ..58

46.为什么动脉分叉处容易形成斑块？ .................................................. 58

47.为什么在横切面上测量斑块的厚度较在纵切面上准确？ ........................ 58

48.为什么斑块表面凹陷程度小于2 mm只能诊断斑块表面不规则而不能诊断为溃疡斑块? .................................................................................................. 59

49.为什么不能根据斑块的厚度判断狭窄程度? .......................................... 60

50.在评估动脉狭窄程度时,为什么需要多种方法结合? .............................. 60

51.在评估动脉狭窄程度时,为什么要计算收缩期峰值流速比值? ................ 60

52.为什么狭窄即后段会出现湍流? ............................................................ 61

53.为什么血管狭窄近心段阻力高,远心段阻力低? .................................... 61

54.能不能通过动脉的频谱形态初步判断病变的位置? ................................ 61

55.什么是"tardus parvus"?形成的原因是什么? .................................... 62

56.为什么血管迂曲处血流速度不能作为动脉狭窄的诊断指征? .................. 62

57.为什么动脉狭窄处收缩期最大峰值流速和狭窄处收缩期最大峰值流速/狭窄近心段峰值流速的比值评价动脉狭窄程度会出现不一致?以哪个为准? .......... 63

58.串联性动脉病变的诊断要注意什么? .................................................... 64

59.如果动脉出现串联性病变,其远心段病变的狭窄程度该如何评价? ........ 64

60.行动脉支架置入术一段时间后,在支架内表面出现的一层膜样结构是什么? ....... 64

61.为什么动脉管腔内支架断裂后比正常支架更容易发生内膜的增生? ........ 64

62.如何鉴别动脉支架置入术后的残余狭窄与再狭窄? ................................ 65

63.动脉管腔出现栓塞,栓塞物除了考虑来自心脏以外,还需要考虑到哪些其他来源? ...... 65

64.如何鉴别动脉血栓和动脉粥样硬化斑块? ............................................. 65

65.为什么动脉几天前是完全闭塞,现在又完全正常? ................................ 66

66.如何鉴别动脉闭塞后再通与长段狭窄? ................................................ 66

67.为什么测量动脉瘤大小时测量的是外径而不是内径? ............................ 66

68.为什么有时测量动脉管腔外径,有时测量动脉管腔内径? .................... 67

69.为什么动脉夹层病变常常位于中层?动脉夹层有什么特征性的超声征象? .... 67

70.为什么动脉夹层时真假腔内血流频谱不同? ......................................... 67

71.如何区分动脉夹层真假腔? .................................................................. 68

72.壁内血肿型动脉夹层为什么是螺旋形? ................................................ 68

73.为什么有的人稍微撞击一下就会出现动脉夹层,而有的人(如运动员)经常受到撞击也不会发生动脉夹层? .............................................................. 69

74.如何鉴别动脉粥样硬化斑块与动脉夹层(壁内血肿型)? .................... 69

75.如何鉴别巨细胞动脉炎和大动脉炎? .................................................... 69

76.为什么动脉管径均匀性变细也是肌纤维发育不良的一种超声表现? ........ 69

77.如何鉴别动脉肌纤维发育不良合并闭塞与负性重构? ......................................... 70

78.为什么主动脉溃疡样变与穿透性主动脉溃疡有所不同? ..................................... 70

79.为什么静脉频谱呈现为较平直的单相波? ............................................................ 70

80.为什么在有些静脉血管中会出现血流"自发显影"? ......................................... 71

81.为什么静脉血管内的"自发显影"与血栓形成之间没有明确的相关性? ............... 71

82.为什么要在横切面上对静脉施压观察静脉管腔通畅情况? ................................. 72

83.为什么做Valsalva动作时静脉管腔的变化较动脉明显? ..................................... 72

84.当深静脉发生血栓时,静脉管径一定增宽吗?为什么? ..................................... 73

85.超声能否区别血管内的血栓是新鲜的还是陈旧的? ............................................ 73

86.为什么在静脉内置管拔管后,静脉腔内会出现类似管腔样结构? ...................... 73

87.为什么会出现动静脉瘘? ......................................................................................... 73

88.为什么超声容易鉴别皮下血肿与假性动脉瘤? .................................................... 74

89.当血管走行与声束成90°时无血流信号,此时应该如何进行超声诊断? ............ 74

90.如何鉴别穿刺术后的假性动脉瘤与动静脉瘘? .................................................... 74

91.为什么PICC置管术后静脉非常容易发生血栓? .................................................... 75

92.为什么很多部位恶性肿瘤的血流频谱以高阻为主,而妇科的恶性肿瘤却以低阻

   为主? ..................................................................................................................... 76

第五节 新技术 ....................................................................................................... 76

1.为什么超声谐波成像能提高超声图像质量? ......................................................... 76

2.心血管超声造影是应用什么原理? ......................................................................... 76

3.行超声造影时为什么会出现似开花样色彩? ......................................................... 77

4.超声造影前后频谱多普勒波形有何不同? ............................................................. 77

5.行超声造影时为什么会出现微泡破裂不均匀分布? ............................................. 78

6.为什么正常情况下,心脏右心声学造影时左心不显影? ..................................... 78

7.为什么行颈动脉斑块超声造影时造影剂不是越多越好? ..................................... 78

8.为什么对于颈动脉前壁的强回声斑块,不建议超声造影进一步检查? ............... 79

9.行颈动脉斑块超声造影时,为什么有的造影剂是自斑块表面进入,有的是从外膜

   进入? ..................................................................................................................... 79

10.全面评价颈动脉斑块的稳定性为什么要行超声造影检查? ............................... 80

11.为什么动脉血栓在超声造影后也会出现增强? .................................................. 80

12.腹主动脉瘤支架置入术后为什么需要行超声造影检查? ................................... 81

13.为什么进行浅表脏器超声造影时不能对探头施加太大压力? ............................ 81

14.为什么弹性成像技术可以较常规超声更加早期预测颈动脉粥样硬化? .............. 81

15.三维血管超声检查较二维彩色多普勒检查有什么优势? ............ 81

## 第二章　血管超声临床

第一节　颈部血管 ............................................................................................... 84

1.为什么在检查颈部血管时并不是头偏向对侧越多越好? ...................... 84

2.为什么行颈动脉检查时需要横切面和纵切面相结合,而不是仅行纵切面检查? ........ 84

3.为什么前后位扫查颈动脉时颈内动脉常常显示范围比较有限? 该如何调整才能显示
较长段的颈内动脉? ............................................................... 84

4.为什么在行颈部血管超声扫查时,有时候血管的前壁会出现云雾状回声,导致血管
前壁内中膜显示不清晰? ......................................................... 84

5.为什么颈内动脉会比较细? 如何诊断? ................................. 84

6.为什么颈动脉内径全程细不能仅考虑肌纤维发育不良? ...................... 85

7.为什么部分患者的颈内动脉颅外段很难观察到比较长范围的一段管腔? .............. 85

8.为什么测量颈动脉内中膜厚度,而不是内膜厚度? ............................ 85

9.为什么颈内动脉阻力指数低,颈外动脉阻力指数高? ........................ 86

10.为什么正常颈部动脉没有三相波? ....................................... 86

11.为什么颈总动脉会出现反向血流频谱? ................................... 87

12.为什么颈内动脉颅外段血流频谱呈高阻改变? ............................. 87

13.为什么颈动脉会出现动脉粥样硬化斑块? ................................. 87

14.为什么颈动脉斑块好发生于颈动脉分叉处? ............................... 89

15.为什么颈动脉会发生狭窄? ............................................. 89

16.为什么颈内动脉狭窄处流速已经超过230 cm/s甚至达到260 cm/s以上时还不能诊断
重度狭窄? ............................................................... 89

17.当一侧颈总动脉分支发生闭塞,如何识别相对通畅的那根血管是颈内动脉还是颈外
动脉? ................................................................... 90

18.颈内动脉出现振荡型频谱时,如何判断闭塞部位? ......................... 90

19.如何判断颈内动脉重度狭窄或闭塞的部位? ............................... 90

20. 双侧颈内动脉均存在病变，其中一侧为重度狭窄，另一侧为闭塞，这时该如何选择
　　手术侧及手术方式？ ................................................................................ 90

21. 双侧颈内动脉颅外段存在重度狭窄，两侧狭窄处及狭窄以远流速相差不大，外科到
　　底选择哪侧先行手术呢？选择标准是什么？ ........................................... 91

22. 为什么行颈动脉支架置入术后短期内会出现颈动脉再狭窄甚至闭塞？ ..................... 91

23. 为什么行颈动脉支架置入术一段时间后手术部位会发生再狭窄？ .......................... 91

24. 为什么行颈动脉支架置入术后超声复查时需要关注同侧颈外动脉开口处有无狭窄？ ..... 91

25. 为什么会发生颈动脉夹层？ ............................................................................. 91

26. 为什么颈内动脉夹层会有不同的超声声像图表现？ .............................................. 92

27. 如何鉴别颈动脉壁内血肿型夹层与动脉粥样硬化性狭窄？ ..................................... 92

28. 为什么颈总动脉内探及膜样回声不一定是夹层？如何鉴别？ .................................. 92

29. 为什么颈动脉夹层会引起脑缺血的神经系统症状？ .............................................. 93

30. 如何判断是不是颈动脉蹼？ ............................................................................. 93

31. 为什么顺血流方向生长的颈动脉蹼容易合并血栓而逆血流方向生长的颈动脉蹼容易
　　合并斑块？ .................................................................................................. 93

32. 为什么颈动脉隔膜与颈动脉蹼不是同一种疾病？ ................................................. 94

33. 为什么颈动脉局部一段管壁增厚需要考虑到短暂颈动脉周围炎症综合征的可能？ ... 95

34. 有没有颈动脉局部动脉炎的超声诊断？ .............................................................. 95

35. 心脏搭桥的患者为什么要做颈部血管检查？ ........................................................ 95

36. 什么是放射性动脉损伤？ ................................................................................ 96

37. 为什么会发生颈动脉体瘤？ ............................................................................. 96

38. 颈动脉内膜剥脱术前超声需要评估哪些内容？ .................................................... 97

39. 颈动脉内膜剥脱术后超声需要评估哪些内容？ .................................................... 97

40. 颈动脉支架置入术后超声需要评估哪些内容？ .................................................... 97

41. 如何鉴别颈内静脉是真性狭窄还是假性狭窄？ .................................................... 97

第二节　椎动脉及锁骨下动脉 .................................................................... 98

1. 为什么椎动脉起点异常和起源异常是两个不同的诊断？ ....................................... 98

2. 如何准确判断椎动脉走行变异？ ....................................................................... 98

3. 为什么检查椎动脉时，彩色多普勒取样框垂直时椎动脉血流显示最佳？ ................ 98

4. 为什么椎动脉闭锁和闭塞不是同一个疾病？ ....................................................... 98

5. 为什么同样的条件下颈总动脉血流显示良好而椎动脉血流显示欠佳？ ................... 99

6.进行椎动脉超声检查时，scale调整在10 cm/s以下，椎动脉仍不能显示血流信号，为什么？ ...................................................................................................99

7.为什么检查椎动脉时应在患者颈部自然伸展状态下完成，而不应该刻意过度转动颈部？ ........................................................................................................100

8.为什么会出现一段椎动脉内没有血流信号但其内径反而比其他段宽？ ................100

9.为什么双侧椎动脉全程细或狭窄，但其中一侧椎动脉远心段突然开始内径增粗？ ..100

10.如果一侧椎动脉开口处重度狭窄或闭塞，而椎间隙段频谱呈现高阻改变，这是为什么？ ...............................................................................................100

11.当椎动脉开口处狭窄合并同侧椎间隙段内径细时，为什么不能诊断为生理性椎动脉细？ ...................................................................................................100

12.一侧椎动脉闭塞，另一侧椎动脉重度狭窄，重度狭窄侧椎动脉频谱为什么会出现切迹？ ...............................................................................................100

13.为什么双侧椎动脉内径对称，一侧椎动脉频谱形态正常，另一侧椎动脉呈高阻改变甚至出现锁骨下动脉窃血的血流频谱？ ............................................101

14.正常椎动脉收缩期也会有切迹，那么什么时候才考虑为锁骨下动脉窃血？什么时候诊断为正常？ .......................................................................101

15.为什么会出现锁骨下动脉窃血？ ....................................................................101

16.为什么锁骨下动脉窃血好发于左侧？ ...............................................................102

17.为什么椎动脉血流反向不一定是锁骨下动脉窃血？ ...........................................102

18.为什么有的锁骨下动脉窃血病例基底动脉频谱会出现改变，有的病例没有改变？ ...102

19.为什么一侧锁骨下动脉起始段中重度狭窄而同侧椎动脉却没有出现锁骨下动脉窃血的频谱改变？ .................................................................103

20.为什么一侧椎动脉出现类锁骨下动脉窃血的切迹样频谱改变却不能诊断为锁骨下动脉窃血？ ...................................................................................103

21.为什么椎动脉颅外段出现类似锁骨下动脉窃血切迹样频谱改变，同侧颈内动脉也出现类似的频谱改变？ ....................................................103

22.一侧锁骨下动脉重度狭窄，同侧椎动脉开口处流速出现升高，该如何诊断？ ........103

23.左侧锁骨下动脉闭塞，右侧锁骨下动脉或椎动脉重度狭窄，为什么左侧椎动脉还会出现窃血频谱？ ...........................................................................103

24.部分型锁骨下动脉窃血椎动脉V4段频谱与脑死亡的振荡波频谱有何不同？ ...........103

25.一侧椎动脉V4闭塞，另一侧颅外段狭窄术后出现再狭窄，如何评价狭窄侧颅外段再狭窄程度？ .........................................................................104

26.为什么有时使用收缩期峰值流速超过343 cm/s这个标准诊断锁骨下动脉重度狭窄不

准确？那么在日常工作中如何诊断锁骨下动脉的轻、中、重度狭窄？ ................104

27.椎－基底动脉有节段性血流流速改变，但流速达不到狭窄的诊断标准时怎么诊断？...104

28.为什么锁骨下动脉重度狭窄不一定会引起同侧椎动脉血流反向？ .......................104

第三节　颅脑血管 ...................................................................................105

1.为什么目前国际上胎儿大脑中动脉均以PI来预测脑缺氧而不是RI？PI变化有什么临

床价值？ .........................................................................................105

2.为什么胎儿大脑中动脉会出现"小蝴蝶翅膀"样低阻频谱？ ...........................106

3.为什么大脑中动脉和大脑前动脉发生动脉夹层甚为少见，但死亡率却很高？ ..........106

4.为什么双侧颅内同名血管的血流速度和搏动指数也在正常范围内，但是一侧血管搏

动指数高，另一侧搏动指数低？ .............................................................106

5.为什么颅内血管会出现高阻钝性频谱改变？ ................................................106

6.一侧颈内动脉重度狭窄，同侧颅内病变如何判断狭窄程度？ ..............................106

7.一侧大脑中动脉重度狭窄或闭塞，为什么对侧大脑中动脉流速出现升高？ ............106

8.为什么有时用压迫试验判断前交通支是否开放并不准确？ ................................107

9.为什么彩色多普勒上看到前或后交通支似乎开放，但实际并没有？如何明确诊断？ ....107

10.怎么判断颅内血管前交通支开放？ ............................................................107

11.如何判断颅内血管交通支存在未开放？ ......................................................107

12.行颅脑血管检查时，什么时候需要做压颈试验？一般压几次？ ..........................107

13.在行颈动脉压迫试验时，TCCS或TCD能不能通过频谱鉴别所监测到的栓子是否来

自颈动脉？ .....................................................................................107

14.为什么在TCCS上看到大脑中动脉与大脑后动脉之间有交通支需要考虑到有伪像的

可能？ ............................................................................................107

15.一侧颈动脉颅外段出现重度狭窄或闭塞，如何判断颅内血管后交通支开放？ .........108

16.当颅外段颈内动脉有重度狭窄，同侧大脑中动脉流速又达到200 cm/s以上的时候，

应该选择什么治疗方式，内科治疗还是手术处理？支架置入还是内膜剥脱术？先处

理颅内病变还是先处理颅外病变？选择治疗方案的依据是什么？术前应该怎么评

估？术中应该注意什么？ ......................................................................108

17.颈内动脉颅外段重度狭窄，为什么颅内侧支循环没有开放？ ............................108

18.为什么一侧大脑前动脉A1段不存在，即使前交通支开放，超声也不诊断为前交通

支开放？ .........................................................................................108

19.为什么压迫对侧颈总动脉时，观察侧的大脑后动脉P2段流速减低而不完全消失? ...109

20.为什么一侧颈内动脉颅外段重度狭窄，大脑前动脉血流方向逆转但流速较低，压迫
　　对侧颈总动脉后颈内动脉颅外段狭窄侧大脑中动脉流速会有所下降但不明显? ...109

21.为什么一侧颈内动脉闭塞或重度狭窄，前交通支开放，健侧的大脑前动脉流速明显
　　增快，即使流速达到中度及以上狭窄程度，还不能诊断健侧大脑前动脉狭窄? ...109

22.为什么一侧颈动脉颅外段病变，同侧颅内大脑中动脉血流频谱呈低速低搏动改变，
　　大脑前动脉呈"窃血"样振荡频谱;对侧大脑中动脉流速正常，而大脑前动脉流速
　　升高? .............................................................................................109

23.为什么一侧颈动脉颅外段病变，颅内血管前循环血流频谱呈低速低搏动改变，而大
　　脑后也和前循环的频谱类似，呈低速低搏动? ....................................109

24.如果一侧大脑中动脉血流频谱呈低搏动改变，流速尚可，甚至超过60 cm/s，如何判
　　断这种现象是大脑中动脉闭塞性病变还是颈动脉颅外段病变所致? ............110

25.一侧颈动脉颅外段重度狭窄或闭塞时，前交通支开放，患侧大脑前动脉出现逆转，
　　同侧颈内动脉终末段血流也会出现逆转吗? ........................................110

26.脑出血患者的大脑中动脉频谱形态为什么各种各样? 与哪些因素有关? ........110

27.为什么大脑后动脉较其他颅内血管容易显示或容易被TCD检测到? ............110

28.为什么TCCS上没有观察到大脑后动脉P1段且P2段与TICA之间有联系还是不能确诊
　　为胚胎型大脑后动脉? ...................................................................110

29.在使用TCD检查椎动脉V4段时，发现图像上有两个不同频谱同时出现或相互重叠，
　　如何区分哪个频谱是哪支血管的? ....................................................110

30.行TCD检查时，如何区分所探测到的血管是哪侧椎动脉V4段? ................110

31.为什么颅外段椎动脉频谱形态正常而颅内段椎动脉频谱却出现切迹? ........111

32.为什么双侧椎动脉细，流速减慢，阻力增高而颅内椎动脉或基底动脉流速却正常? ...111

33.为什么同侧颅外椎动脉及锁骨下动脉无明显狭窄而颅内椎动脉出现切迹? ...111

34.为什么仅用TCD诊断胚胎型大脑后动脉不准确? ..................................111

35.患者视物不清而眼科检查正常时需要考虑到什么疾病? 超声需要重点检查什么? ...111

36.为什么眼动脉会出现双向频谱? 如何鉴别诊断? ..................................111

37.一侧颈动脉颅外段闭塞性病变，同侧眼动脉可以出现各种各样的频谱，为什么?
　　出现的原因是什么? .....................................................................111

38.为什么颈总动脉重度狭窄或闭塞时眼动脉的血流方向是正向的? ............112

39.一侧颈内动脉起始段闭塞，为什么同侧眼动脉的血流频谱为正向低搏动改变? ...112

40.为什么脑出血患者出现血管痉挛时需要考虑到蛛网膜下腔出血? .............112

41.颅外段动脉狭窄手术后，颅内动脉流速升高是过灌还是血管本身存在狭窄？ ........ 112

42.超声如何区分颅内动静脉瘘和颅内动静脉畸形？ ........................................... 112

43.30岁女性，无动脉粥样硬化危险因素，身体无任何不适。行TCD检查时发现脑血流
速度整体偏高，大脑中动脉收缩期峰值平均为130 cm/s，紧张时可高达140 cm/s
以上，多次测量均是如此。曾患有甲状腺功能亢进，治愈15年，甲状腺各项激素
水平正常。心率偏快，平均90次/分，偶有心律不齐（心内科医生不建议治疗）。
那么该患者的脑血流算正常吗？需要采取什么措施来降低流速、心率吗？ ........... 112

44.颈内动脉颅外段中重度狭窄，如何判断大脑中动脉流速增高是单纯性代偿性升高
还是合并狭窄？ ................................................................................................. 113

45.颅脑血管侧支循环分为几级？分别是什么？ ...................................................... 113

46.为什么可以根据脑卒中后肢体偏瘫情况初步判断病变血管部位？ ...................... 113

47.如何使用TCD鉴别栓子是气体栓子还是固体栓子？如何区分类栓子样的伪信号？ ... 113

第四节　四肢动脉 ................................................................................................. 113

1.为什么下肢动脉管壁上常常看到多发的点状强回声？怎么诊断？ ...................... 113

2.在彩色多普勒条件下，为什么下肢同名动、静脉的血流颜色一样？ .................. 114

3.为什么上肢动脉较下肢动脉血管检出三相波的概率低？ ...................................... 114

4.为什么下肢动脉血流频谱表现为三相波？ .......................................................... 115

5.为什么同为下肢动脉的不同血管的三相波频谱表现不尽相同？ .......................... 115

6.四肢动脉血流频谱表现为高搏动性的三相波的原理是什么？ .............................. 116

7.一侧上肢桡动脉在平静状态下的血流频谱形态为单相波，嘱患者握拳或活动上肢后，
频谱形态变为三相波，为什么？ ......................................................................... 117

8.为什么一个无动脉粥样硬化危险因素的年轻患者有时会出现间歇性跛行？超声检查
时需要注意什么？ ............................................................................................. 117

9.为什么下肢动脉局部闭塞后其远心段还有血流？ ............................................... 118

10.什么是Buerger病？ ......................................................................................... 118

11.什么是雷诺综合征？ ......................................................................................... 118

12.什么是骨筋膜室综合征？ .................................................................................. 119

13.什么是血液透析动静脉内瘘？建立部位的先后次序如何？ ................................ 119

14.动静脉内瘘术前血管超声需要评价哪些内容？ ................................................. 119

15.超声如何评价自体动静脉内瘘术后的成熟度？ ................................................. 120

16.动静脉内瘘术后常见的并发症有哪些？ ............................................................ 120

17.自体动静脉内瘘术后为什么会出现窃血？ ......120

第五节 四肢静脉 ......120

1.为什么"股浅静脉"这个名称不正确？ ......120

2.上肢静脉和下肢静脉有哪些不同？ ......120

3.如何区分是静脉瘤还是静脉瓣窦部扩张？ ......121

4.什么是穿静脉？其起什么作用？ ......121

5.进行下肢深静脉超声检查时位置较深的静脉显示不满意应该如何进一步处理？ ......121

6.为什么静脉管壁会出现和动脉类似的"强－弱－强"的内－中－外膜结构样回声？ ......122

7.为什么正常下肢静脉频谱形态随呼吸变化较大？ ......122

8.在日常工作中，为什么采集下肢静脉的血流频谱是必要的？ ......122

9.为什么呼气和吸气时上肢和下肢静脉的血流频谱变化完全相反？ ......123

10.为什么会出现双侧股静脉自发显影？ ......123

11.为什么静脉瓣膜会出现功能不全？ ......123

12.为什么在评价下肢静脉瓣膜功能不全时，反流时间的测量仅能作为一个参考指标，
不能作为一个决定性指标？ ......123

13.为什么在股静脉－大隐静脉汇合处或小隐静脉－腘静脉汇合处出现反流时不能判断
为深静脉瓣膜功能不全？ ......124

14.为什么通过观察患者曲张静脉的位置可以初步判断是大隐静脉还是小隐静脉瓣膜
出现问题？ ......124

15.为什么在横切面对静脉施压时，静脉未能压扁不能直接判定为静脉血栓？ ......124

16.对四肢深静脉进行压迫试验时需要注意什么？ ......124

17.为什么下肢深静脉血栓好发于左侧？ ......125

18.为什么下肢浅静脉血栓的临床影响较深静脉小？ ......125

19.在检查下肢静脉血栓时，为什么在安静状态下患者仰卧位不能准确判断血栓与血管
壁是否附着牢固？ ......125

20.为什么做Valsalva动作可以初步判断四肢动静脉瘘口的分流量？ ......125

21.为什么慢性静脉血栓内可采集到动脉样频谱？ ......126

22.为什么静脉置管术后需要定期进行超声检查？ ......126

23.为什么静脉导管置入术后会形成纤维蛋白鞘？ ......126

24.为什么PW的取样容积明明放置在股静脉内，却采集到动脉频谱？ ......126

25.为什么同一患者的股总静脉在不同时间段可以采集到流速相差非常大的血流频谱？ ...126

26.如何鉴别小腿血肿和下肢深静脉血栓？ ·········································· 127

27.如何鉴别小腿血肿和腘窝囊肿破裂？ ············································ 127

28.为什么四肢的海绵状血管瘤与蔓状血管瘤在彩色多普勒上表现明显不同？ ·········· 128

29.什么是马松瘤？ ································································ 128

30.什么是K-T综合征？ ··························································· 128

第六节　腹部血管 ································································· 129

1.为什么在解剖体位中动脉一会儿在静脉的前面，一会儿在静脉的后面？ ············ 129

2.在上腹部超声检查时，看到一条动脉横穿在下腔静脉后方，这是什么血管？ ········ 129

3.为什么怀疑存在肾动脉狭窄患者的重点扫查部位因年龄不同而不同？ ·············· 130

4.为什么部分患者肾动脉主干存在重度狭窄而肾内动脉血流频谱无低速低搏动性改变？ ··· 130

5.关于肾移植术后吻合口狭窄的诊断，术后有一段时间的水肿期，吻合口血流速度会
　　升高，那么应该从什么时候开始可以排除水肿而诊断狭窄，诊断标准又是什么？ ··· 130

6.超声发现腹主动脉瘤时应注意观察哪些内容？ ···································· 130

7.为什么腹部囊状动脉瘤向侧方突出时容易漏诊？ ·································· 131

8.什么是炎性腹主动脉瘤？ ······················································ 131

9.为什么腹主动脉瘤支架置入术后要进行超声复查？主要为了了解什么？ ············ 131

10.腹主动脉瘤为什么要进行定期复查？复查频率是多少？ ·························· 132

11.为什么会出现"胡桃夹综合征"？ ·············································· 133

12.什么叫"胡桃夹现象"？ ······················································ 133

13.为什么"胡桃夹综合征"和"胡桃夹现象"不是同一个概念？ ···················· 133

14.什么是"后胡桃夹综合征"？ ·················································· 133

15.当左肾静脉压迫引起左肾静脉曲张时，为什么不会马上引起血尿？ ··············· 135

16.为什么左肾静脉阻塞的发生率高于右肾静脉？ ···································· 135

17.为什么十二指肠上动脉在进食前后频谱形态会发生较大变化？ ···················· 135

18.为什么会出现肠系膜上动脉压迫综合征？ ········································ 135

19.十二指肠为什么会被血管卡压引起症状？ ········································ 136

20.为什么会出现正中弓状韧带综合征？ ············································ 136

21.为什么下腔静脉近心段波形呈多向型？各个波都有什么含义？ ···················· 137

22.为什么要放置下腔静脉滤器？术后超声需要观察哪些内容？ ······················ 137

23.什么是特发性门静脉高压症？ ·················································· 139

24.肝内出现一条异常的静脉管道首先考虑什么？ ···································· 139

25.什么是TIPSS？ ...................................................................140

26.什么是布加综合征？ ...........................................................140

27.门静脉为什么会发生海绵样变性？ .......................................141

28.什么是遗传性出血性毛细血管扩张症？ ................................142

29.什么是Retzius静脉？ ...........................................................142

30.为什么髂血管很少形成假性动脉瘤？ ...................................142

31.什么是"自行车运动员髂动脉综合征"？ ...............................142

32.为什么髂静脉压迫好发于左侧？ ...........................................142

33.为什么盆腔静脉淤血综合征好发于左侧？ .............................143

34.为什么有相当多盆腔静脉淤血综合征的患者合并下肢静脉瓣膜功能不全？ ...........143

35.为什么卵巢静脉曲张会引起慢性盆腔痛？ .............................144

36.卵巢静脉曲张与盆腔静脉淤血综合征有何区别？ ..................144

37.什么是子宫圆韧带静脉曲张？ ...............................................144

第七节　其他血管 ......................................................................144

1.为什么精索静脉曲张90%发生于左侧？ ..................................144

2.什么是佩罗尼病？ ...................................................................145

3.什么是胸廓出口综合征？ .......................................................145

4.为什么肺动脉栓塞好发于右侧？ ...........................................146

5.什么是主动脉夹层的De Bakey分型？什么是Stanford分型？ .........146

6.发泡试验和右心声学造影的结论为什么不一致？ ..................146

7.什么是血管球瘤？ ...................................................................146

8.为什么常规超声检查发现某个脏器内有无回声一定要进行彩色多普勒超声检查？ .....147

# 第一章

# 血管超声基础

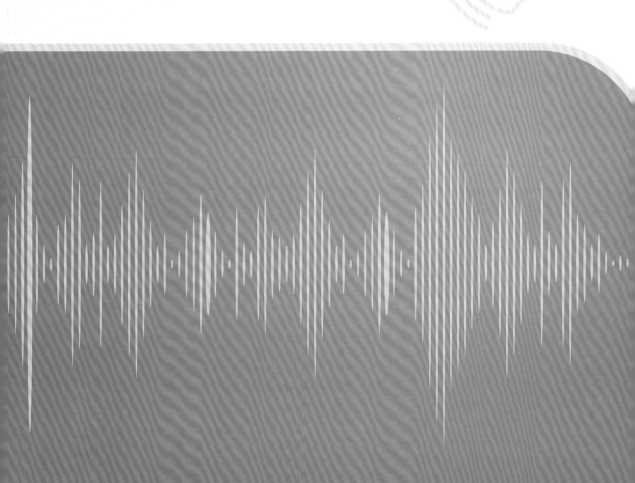

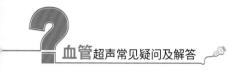

## 第一节 仪器调节

**1. 什么是灵敏度时间控制？如何调节？**

答：灵敏度时间控制（sensitivity time control，STC）也称为时间增益补偿（time gain compensation，TGC），是一种针对因深度增加引起图像衰减的修正补偿功能，是将图像的亮度调整为由浅到深均匀的图像按钮。在人体内超声波的衰减方式是距离与频率成比例关系，如果频率增高，衰减也就快，从浅表部位就开始衰减。为了弥补这个衰减，一般 TGC 由浅入深越来越大，这样才能使整个图像的亮度比较均匀。

**2. 为什么二维图像上有薄雾感？如何消除？**

答：二维图像上有薄雾感，有可能是因为探头厚度产生的部分容积效应，也可能是仪器条件设置不对等所致。消除方法：降低压缩/动态范围；打开谐波；调节 XRES；选择适合灰阶图；减低总增益；调节 2D 优化，降低频率；调节余辉，降低或关闭；调节动态分辨率系统；改变显示器色调等。

**3. 为什么深方的图像不清晰、回声减低？如何解决？**

答：深方的超声图像显示不清、回声减低，有可能是由于探头的穿透力不够。改善探头穿透力的方法：降低频率、关闭谐波成像、提高远场时间增益补偿、聚焦放置远场、适当增加机械指数、更换更低频率的探头等（图 1.1.1）。

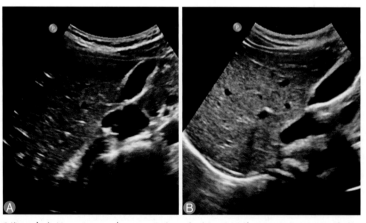

A. 深方图像回声减低，显示不清；B. 通过一系列仪器调节后深方组织显示完整、清晰。

**图1.1.1 仪器调节前后深方图像的对比**

**4. 为什么接近体表的金属异物后方会出现多重反射？如何消除？**

答：当声束垂直发射到平滑的高反射性界面时，反射回来的声波遇到探头表面，再由探头表面反射到同一界面，如此来回反射。每一次往返的回声都会在这一界面的远侧成像，逐渐向远侧延伸，直至完全衰减。使用组织谐波成像能够有效抑制多重反射伪像，降低多重反射伪像的干扰，获得清晰的图像（图 1.1.2）。

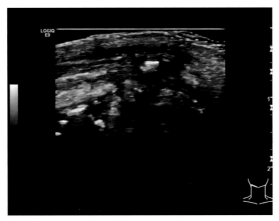

右侧颌面部皮下一长条状金属异物，后方有多重反射存在，似"彗星尾征"。

**图1.1.2 典型的皮下金属异物超声声像**

**5. 为什么胆囊、膀胱和囊肿后壁常见模糊的低回声，酷似腔内"沉积物"？如何消除？**

**答：** 探头发射的声束除了声轴方向的主瓣，周围尚有旁瓣。超声扫查在主瓣产生回声进行成像的同时，旁瓣也会产生回声，并与主瓣回声叠加。由于旁瓣回声很弱，通常并不会对主瓣成像造成明显干扰。但是当这些旁瓣遇到强回声界面如胆囊、膀胱和囊肿后壁时，其回声将被探头接收，叠加在主瓣回声内。改变探头位置，调整焦点深度或焦点的数量，加用组织谐波技术可以减少旁瓣伪像干扰（图 1.1.3）。

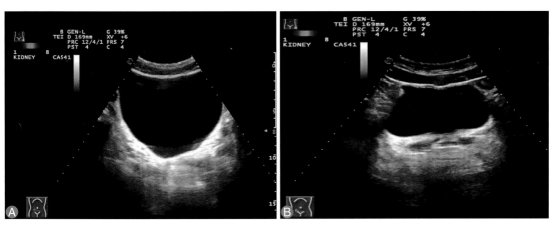

A. 膀胱后壁可见云雾状模糊影，酷似膀胱内"沉积物"；B. 通过改变探头位置、调整焦点深度后，该模糊影消失，膀胱后壁显示清晰。

**图1.1.3 旁瓣效应**

**6. 肾脏内部的无回声一定是囊肿吗？**

**答：** 不一定，还可能是血管瘤。所以遇到肾脏内出现孤立性无回声时，一定要进行彩色多普勒超声检查，观察其内部有无血流信号。如果有血流信号，必须进行频谱多普勒超声检查，了解其内部血流性质。其他部位的孤立性无回声也需要和肾脏一样，进行彩色多普勒超声检查以鉴别诊断。

### 7. 肾脏内部的强回声一定是结石吗？

**答：** 不一定。作者曾经遇到一例肾脏内直径约 10 mm 的类圆形强回声，在进行彩色多普勒超声检查时发现其内部充满血流信号，进行频谱多普勒超声检查证实为动脉瘤，所以遇到肾脏内部比较大的稍强回声，不能因习惯思维就直接下结论，诊断该强回声为肾结石，必须使用彩色多普勒和频谱多普勒进一步明确诊断。

### 8. 什么样的彩色多普勒增益最合适？如何调节？

**答：** 将彩色多普勒增益从低向高调，当血流信号刚好溢出正常血管壁时将增益降低一个等级，此时的增益才算最恰当的。只有彩色多普勒增益调节适当，才能及时、准确发现二维超声上未发现的血管狭窄或证明二维超声图像上已经发现的狭窄（图 1.1.4）。

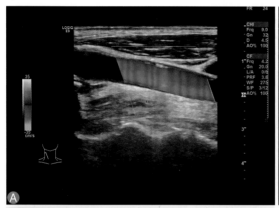
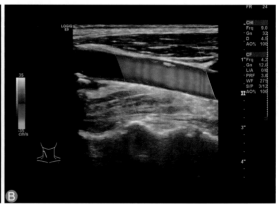
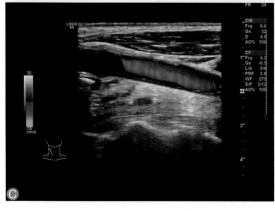

A. 彩色多普勒增益过高，溢出管腔；B. 彩色多普勒增益适当，充分显示管腔通畅情况；C. 彩色多普勒增益过低，血流充盈暗淡，容易误诊为管腔病变。

**图 1.1.4　不同增益的彩色多普勒声像**

### 9. 壁滤波（filter）的作用是什么？

**答：** 壁滤波是用于消除血管壁搏动、瓣膜活动等低频噪音信号产生的彩色伪像。
如果壁滤波过小将不能消除这些伪像，过大则部分或完全抑制血管内血流引起的多普勒信息，特别是影响静脉血流或肾内小动脉血流的检测（图 1.1.5）。

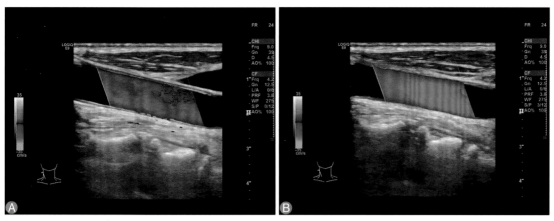

A. 壁滤波过低，血管壁的低频噪音信号产生彩色伪像；B. 壁滤波设置合理，过滤掉多余的低频信号，血管腔内血流充盈良好。

**图1.1.5 不同壁滤波的超声声像**

### 10. 为什么在超声检查中需要调节动态范围？

**答：** 动态范围，即最弱与最强回声强度之间的差值，是回波的大范围振幅的压缩量，通常以分贝（dB）表示。动态范围在一定程度上影响着超声图像的对比度。动态范围高可产生灰度更多的柔和图像，而动态范围低可产生灰度少但对比度更好的图像。如行超声心动图检查时，为良好显示心肌边缘，需要更好的对比度，通常采用较窄的动态范围（30 dB或40 dB）；而在腹部成像中，需要更多层次的灰阶，一般采用较大的动态范围（70 dB）。

### 11. 为什么进行彩色多普勒超声检查时深度需要适当？

**答：** 进行彩色多普勒超声检查时，增加深度会延长脉冲返回时间，降低脉冲重复频率，降低自每平方厘米组织中接收的脉冲数量，延长信号处理时间，最终导致血流显示能力降低，同时灰阶图像质量也下降。此外，深度较大时，由于声束扩散的影响，容易造成远场的侧向分辨力降低（图1.1.6）。

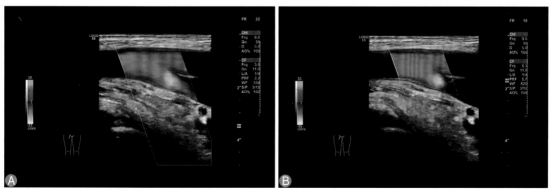

A. 取样框深度较大，降低了脉冲重复频率；B. 取样框大小适中，脉冲重复频率恰当。

**图1.1.6 不同彩色多普勒取样深度的超声声像**

### 12. 为什么在超声扫查过程中需要调节焦点的深度？

**答：** 焦点（focus）是超声束最窄的部位，影响着图像的横向分辨率，焦点处的图像横向分辨率最好，将焦点放置在感兴趣区域同等深度，可以得到更高质量的成像，使得感兴趣区域图像显示清楚（图1.1.7）。

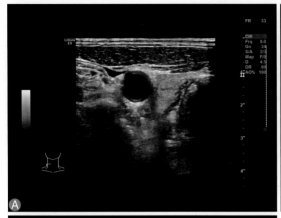
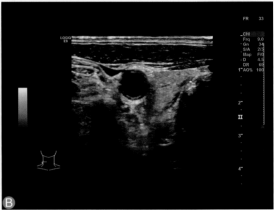
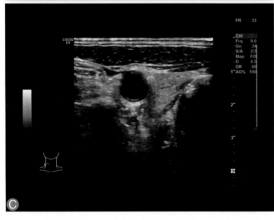

A. 焦点位置过浅；B. 焦点位置合适；C. 焦点位置过深。

**图1.1.7　以颈动脉为观察目标，不同焦点位置的超声声像**

### 13. 为什么不是焦点数量越多超声图像越好？

**答：** 因为焦点的数量会对仪器显示的帧频（frame rate，FR）产生影响，特别是焦点数量较多时，会使得帧频明显降低，图像看起来就会出现不连续的感觉，有可能对超声医生的诊断产生影响。在发射声束的方向上通常只能进行一次聚焦，为了实现多次聚焦就需要在这个方向上发射多条脉冲波，这样必然就会增加成像的时间，因此在选择焦点数量时也要考虑到其对帧频的影响，在没有明显影响帧频的情况下，可以选择较多数量的焦点，以提高超声图像的清晰度（图1.1.8）。

### 14. 为什么进行彩色多普勒超声检查时取样框不能太大？

**答：** 扩大取样框后，会延长脉冲返回时间，降低脉冲重复频率，降低自每平方厘米组织中接收的脉冲数量，延长信号处理时间，使得脉冲回声信号变得稀疏，最终使得血流充盈欠佳及帧频降低。在日常工作中最好用较小的取样框，特别是检查深部血管时，能够满足观察目标的血管即可，这样既可以使目标血管的血流充盈良好，又可以不影响帧频（图 1.1.9）。

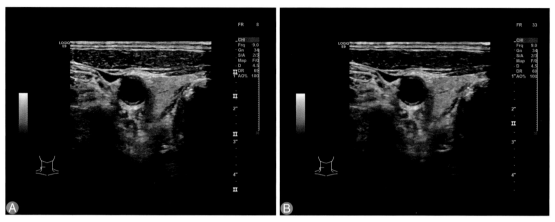

A. 焦点数量较多，帧频较低；B. 焦点数量合适，帧频较高。

**图1.1.8　不同焦点数量的超声声像**

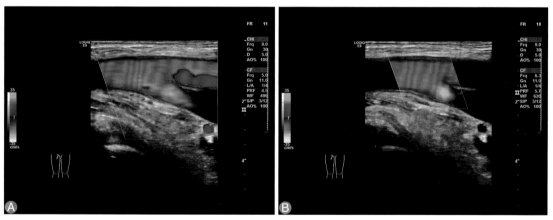

A. 取样框过大，帧频较低（FR 为 11 f/s）；B. 取样框大小合适，帧频较高（FR 为 18 f/s）。

**图1.1.9　不同大小的彩色多普勒取样框对帧频的影响**

**15. 脉冲重复频率的作用是什么？如何调节？**

**答：** 对于彩色多普勒而言，脉冲重复频率的数值是彩阶正向和负向最大频移之和，为了方便理解，在大多数超声仪器上是以流速的数值来表示。调节脉冲重复频率是通过拨动或旋转 scale 键或脉冲重复频率（pulse repetition frequency，PRF）键来完成。调节的一般原则是将 PRF 调至正常血管段内血流信号不出现混叠现象为宜，这样可以实现正常血管段血流充盈良好，无混叠，血流方向容易识别；更重要的是如果动脉存在狭窄则会出现混叠现象，这样有助于发现流速异常增高的部位。对于频谱多普勒而言，脉冲重复频率需要根据所需显示的血流最大流速来调节，使波形完整显示。当 PRF 调节过低时就会出现频谱混叠现象，此时就不能正确判断血流方向，也不能进行流速等参数的测量；相反，如果 PRF 调节过高，这时虽然可以正确显示血流方向，但波形较低平，可能会影响频谱的分析和增加血流速度等参数测量的误差（图 1.1.10）。

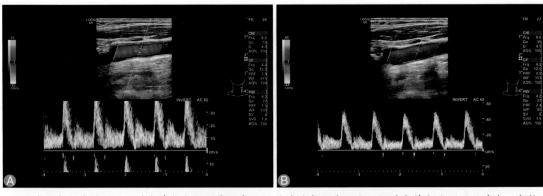

A.脉冲重复频率过低，频谱多普勒出现混叠现象；B.脉冲重复频率恰当，频谱多普勒波形显示清晰、完整。

**图1.1.10　不同脉冲重复频率的频谱多普勒图像**

### 16. 目标血管比较平直且和探头表面相对平行时，如何准确观察其内部血流情况？

**答：** 日常工作中，常常遇到一段走行比较平直或呈弧形且和探头平行的血管，如颈总动脉、股动脉、髂动脉等，超声波与血流方向成 90° 夹角，这样的血管在进行彩色多普勒超声检查时往往内部血流信号充盈不佳，会误认为血管存在病变。如何避免或减少这类血管疾病的误诊和漏诊呢？可以对探头的一端进行施压，另一端相对翘起，这样就可以人为造成彩色多普勒角度，使得目标血管内血流充盈良好（图 1.1.11）。

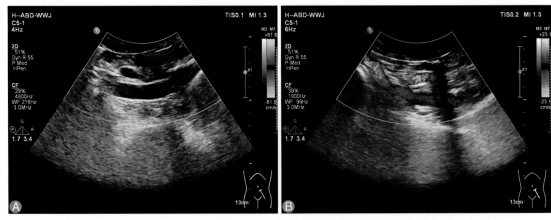

A.髂外动脉血管走行与探头平行，与声束成 90° 夹角，血流充盈不佳；B.调整探头的角度和扫查切面，髂外动脉血流显示良好。

**图1.1.11　声束方向对彩色血流显示的影响**

### 17. 如何消除颈动脉彩色多普勒超声检查时出现的镜面伪像？

**答：** 在行颈动脉彩色多普勒超声检查时，有时会出现颈总动脉深部的软组织内显示出与其内血流信号基本对称的彩色信号，而实际上这个部位并不存在血流信号，这就是彩色多普勒的镜面伪像。降低彩色增益或改变声束与血流的夹角后，这种镜面伪像会减弱或消失。

**18.能不能使用腹部探头进行颈动脉扫查？如何调节机器才能更加清楚地显示颈动脉远端管腔情况？**

**答：** 在日常工作中，常常会遇到使用浅表高频超声探头无法清晰观察颈动脉全程管腔情况，此时就可以考虑使用腹部探头进行颈动脉超声扫查。在用腹部探头行颈动脉扫查时，一般深度调整为 4 ~ 5 cm；动态范围扩大与余辉升高时图像细腻，降低时图像层次感增强，图像变粗，因此，应调整到合适的范围；探头中心频率与帧频选择，调整到分辨率模式；彩色血流调节，余辉升高时血流平滑，线密度适中，光滑度最高，滤波则选择最低档，减少信号被过滤掉，但需要注意滤波过高时图像充盈度相对好，过低则容易发生彩色血流信号外溢，检查中需要不断调整。

**19.如何避免低估或者漏诊串联血管病变中的远端病变？**

**答：** 为了避免低估或漏诊串联血管病变的远端病变就必须全面规范地扫查，注意调节仪器，使低速血流显示清晰。调节顺序：①血流表达模式的选择，低流速，低量程，远离气管；②低余辉，图像质量差；高余辉，慢显示，增加图像美感；③低线密度；④彩色血流增益调节适当；⑤低滤波（出现闪烁时配合增益调节）；⑥高平滑度等。

**20.为什么肥胖者或深部血管血流充盈不佳？如何调节？**

**答：** 肥胖者或深部血管血流充盈不佳主要是探头选择或仪器条件设置不正确。解决办法：适当增加彩色增益；降低彩色标尺；偏转彩色取样框角度；适当增加彩色余辉；适当降低彩色滤波；降低彩色频率；选用腹部凸阵探头等（图 1.1.12）。

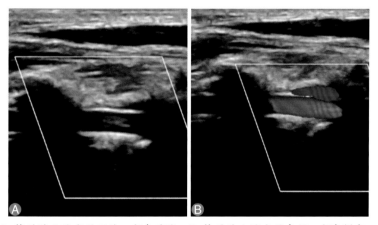

A.椎动脉血流充盈不佳，颜色暗淡；B.椎动脉血流充盈良好，颜色鲜亮。

**图1.1.12　深部血管在不同仪器条件下的血流显示**

**21.为什么血管周边的血流充盈不佳，有散碎感？如何解决？**

**答：** 在日常工作中，常常会遇到目标血管周边的血流充盈不佳，主要是因为探头条件设置不对。解决办法：增加彩色线密度；增加彩色平滑度；适当降低二维增益；提高彩色优先权；调整彩色增益；降低彩色标尺等（图 1.1.13）。

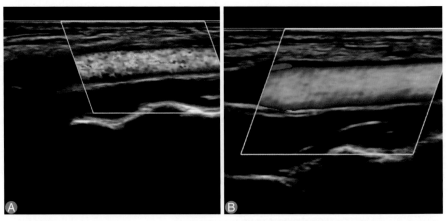

A. 血管周边的血流信号充盈不佳，有散碎感；B. 整个血管腔内血流充盈良好，无散碎感。

**图1.1.13　不同条件下血管内血流的显示**

### 22. 什么是彩色混叠？如何消除？

**答：** 利用脉冲波多普勒测量血流速度，受 PRF 的限制，当超过奈奎斯特频率极限时，就会产生血流方向的倒错表达，出现混叠伪像，即原本红色的血流信号内部出现蓝色。操作时将彩色标尺范围调节过低，即过分降低了脉冲重复频率，可以人为造成混叠，出现假性湍流。此时应注意调节采标范围，可使这种假性湍流消失（图 1.1.14）。

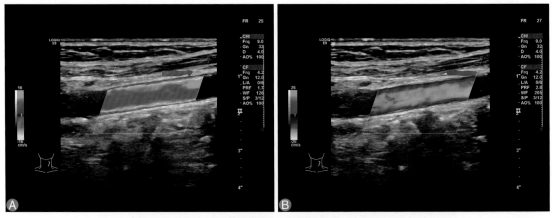

A. 脉冲重复频率过低，颈总动脉管腔内血流比较花，出现彩色混叠伪像；B. 脉冲重复频率调至适当水平后，颈总动脉管腔内血流充盈良好。

**图1.1.14　有和无彩色混叠的超声声像**

### 23. 为什么有时候利用彩色多普勒扫查血管时，彩色的血流信号会出现在血管管腔外？

**答：** 多普勒增益过高或 PRF 设置过低，可引起血管内彩色血流信号外溢现象。适当降低增益和调节 PRF 设置可纠正血流信号外溢现象。另外，仪器性能的限制也可造成彩色外溢伪像。因此，对血管径线的测量应以血管灰阶声像图为准，以彩色血流宽度测量血管径线是不可靠的（图 1.1.15）。

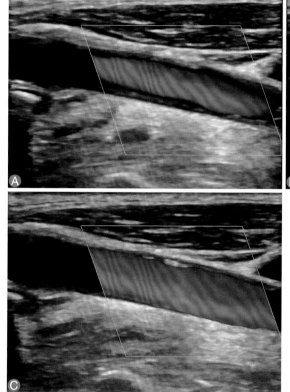

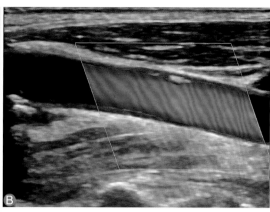

A.彩色多普勒增益过低，血管内血流暗淡，充盈不佳；B.彩色多普勒增益适当，血管内血流充盈良好，斑块轮廓显示清晰；C.彩色多普勒增益过高，血流信号溢出管腔，斑块显示不清。

**图1.1.15　不同彩色多普勒增益的超声声像**

**24. 行下肢血管超声检查时，为什么在正常的血管腔内会出现血流充盈欠佳？怎么进行调节？**

**答：** 在行下肢血管超声检查时，常常会出现在二维超声上未发现明显病变，但彩色血流充盈欠佳，类似管腔内存在狭窄或部分闭塞的超声表现，此时需要鉴别该血管确实存在病变还是由仪器调节不当使得血流充盈欠佳导致。为了进一步鉴别，需要调节一下仪器的血管检查条件，首先降低血管的彩色速度范围（scale）、降低彩色壁滤波，同时提高彩色灵敏度和彩色优先权，必要时换低频探头检查。如果在调节仪器和换低频探头后下肢血管仍充盈欠佳，则需要考虑这个现象是由血管自身存在病变导致。

**25. 为什么检测外周血管流速时要求角度小于60°？**

**答：** 从图1.1.16中可以看出，多普勒角度较小时，角度误差1°所造成的测量速度误差较小。当多普勒角度为60°时，角度误差1°造成的速度误差约为5%。当多普勒角度大于60°时，角度每误差1°所造成的速度误差明显增大，几乎不可能测量到准确的速度，所以一般超声检查角度均控制在60°以内。

当然，也不是角度越小越好。首先，目前国内外所有有关狭窄的标准均为取样角度（控制在45°～60°以内）。其次，目前在多数多普勒超声诊断仪器上均具有多普勒的角度校正功能，该功能有助于校正由于超声波声束方向与血流或组织运动方向夹角过大所导致的测得速度大大低于真实速度的情况。在该夹角已经较小的情况下使用这一功能反而会导致所测速度大大高于真实速度。最后，大多数血管与声束之间均容易形成 60° 的夹角，操作比较方便。有关多普勒角度控制在 5° ~ 60° 以内的问题，还需要注意一些例外情况，如经前腹扫查腹部的腹腔动脉干、经腘窝扫查下肢的胫前动脉起始段和经颅彩色多普勒超声（transcranial color-coded sonography，TCCS）检查大脑中动脉时，多普勒角度为 0。

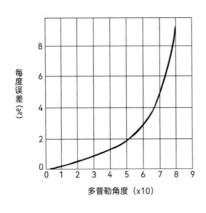

图1.1.16　多普勒取样角度与流速测量误差之间的关系

**26. 如何调节频谱多普勒的增益?**

答：频谱多普勒的增益过低，频谱形态无法清晰显示，影响血流参数的测量；频谱多普勒增益过高，整个超声图像回声过高，频谱的背景过亮，频谱形态不光整，有毛刺，也会对血流参数的测量产生影响。调节多普勒增益最佳的方法是先增大频谱多普勒的增益，然后逐渐减小，直至噪音导致的杂波信号刚刚消失（图 1.1.17）。

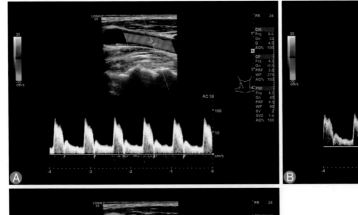

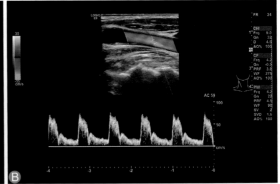

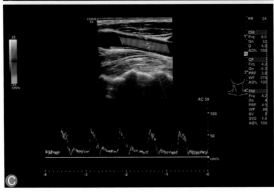

A. 频谱多普勒增益过高；B. 频谱多普勒增益适中；C. 频谱多普勒增益过低。

图1.1.17　不同频谱多普勒增益的声像

### 27. 为什么频谱多普勒会出现混叠？如何消除？

答：将频谱图的基线放置在中间位置，此时单侧能够监测到的频移的最大值就是
± 脉冲重复频率（pulse repetition frequency，PRF），如果多普勒的频移超过PRF/2的范围，那么超过的部分显示在频谱图基线的下方，此时我们就不能正确判断频移的大小和方向。

消除混叠的方法：减少深度；PRF增加；增大scale标尺；改变基线位置；降低探头频率；使用连续波多普勒（continuous wave Doppler，CW）。必要时也可以适当增加声束与血流方向的夹角（图1.1.18）。

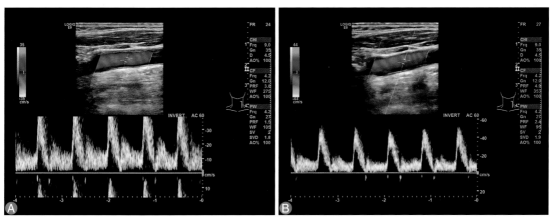

A. 频谱多普勒出现混叠，无法准确测量其血流速度；B. 通过调节 scale，频谱多普勒的混叠现象消失，可以准确测量其流速和观察频谱形态。

**图1.1.18　频谱多普勒的混叠现象**

### 28. 为什么在基线的两侧会出现对称的频谱？

答：目前有关基线两侧出现对称频谱的成因有两种解释：①当声束与血管的角度过大时，其宽度或旁瓣将同时接收到一侧朝向声束的血流和另一侧背向声束的血流，致使基线两侧同时显示方向相反的对称血流频谱。这种伪像在使用相控阵探头时容易出现。②当声束与血管角度足够大时，多普勒频谱在光滑的血管壁上产生反射，形成以基线为对称轴的镜面伪像。减小声束与血管的夹角，能够有效地消除这种伪像（图 1.1.19）。

### 29. 如何显示肾动脉全程血流充盈情况及准确测量流速？

答：日常工作中，很多超声医生通过让患者取平卧位，从腹部横切观察肾动脉血流充盈情况，往往此时因为肾动脉的走行与声束成近90°夹角，血流充盈欠佳，且无法准确测量肾动脉流速。应让患者取侧卧位，从侧腰部纵切扫查、以肝脏或脾脏为透声窗进行观察，也可以从腹前壁横切、对探头两端施加不同的压力，尽量使肾动脉与声束之间成一定角度进行观察，这样操作不但可以提高肾动脉的血流充盈情况，还可以准确测量肾动脉血流速度，提高超声诊断肾动脉疾病的准确性（图 1.1.20）。

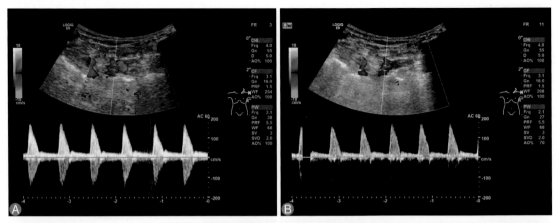

A. 在基线两侧出现对称的血流频谱；B. 通过调节后，频谱多普勒镜面伪像消失，显示真实的频谱形态。

图1.1.19　频谱多普勒的镜面伪像

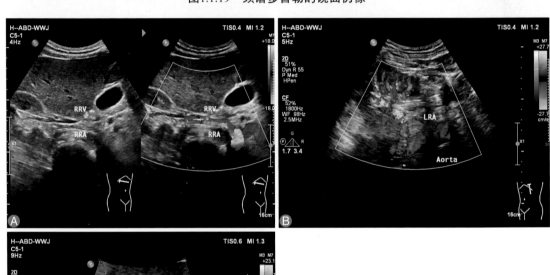

A. 通过侧腰部扫查、以肝脏为透声窗进行右肾动脉全程的观察；B. 通过侧腰部扫查、以左肾为透声窗进行左肾动脉全程观察；C. 从腹前壁横切观察右肾动脉全程。

图1.1.20　不同扫查切面显示肾动脉血流情况

**30. 在心脏超声或超声造影等检查中，如何提高帧频以最大限度地提高时间分辨率？**

答：如果需要提高帧频以最大限度地提高时间分辨率，操作者可以通过降低图像深度、减少焦区数目、缩小扇区宽度或使用预处理缩放来提高帧频。根据成像系统，也可以进行其他图像调整，例如：减少每个扇区扫描写入的扫描线数，可能也会增加频帧。

**31. 如何提高四肢浅静脉的超声显示率？**

 四肢浅静脉管径纤细，走行迂曲不定，位置表浅，极易压扁，这些都给超声医生检查四肢浅静脉的超声工作带来不少困难。为了充分、真实地显示四肢浅静脉的情况，可以从以下几个方面着手：①嘱患者四肢舒适地放置于检查床上，充分放松，避免挤压浅静脉；②图像尽量放大；③聚焦于感兴趣区深度并及时调整；④应用足量耦合剂，手法轻柔，尤其是检查静脉时，探头轻微接触皮肤或轻轻浮于耦合剂中，以便检出细小静脉属支，切勿施压；⑤横切面自近心端向远心端连续扫查，充分了解静脉主干和属支的走向后再在纵切面进行观察；⑥必要时使用止血带可提高浅静脉及属支的超声显示率等。

## 第二节　超声征象

**1. 为什么在超声声像图上有的强回声后方会形成"彗星尾征"，而有的却没有？**

答：　"彗星尾征"是由于小的晶体或者其他强回声结构内部或与相邻结构之间出现的多重反射的结果。形成机制为内部混响效应，主要是内部有近平行排列强反射界面的物体，声波在其内部发生多次反射，表现为自强回声界面开始的逐渐内收并减弱的强回声带，酷似彗星尾，具有特征性，故被称为"彗星尾征"。在临床中，比较多见的形成"彗星尾征"的强回声主要有甲状腺囊性结节内的胶质、胆囊内的胆固醇结晶。这些强回声出现"彗星尾征"主要是由于晶体在显微结构下有极其规则的平行平面结构，超声波入射后在其内部发生多重反射。沙砾样钙化的显微结构主要为圆形，超声波入射后不会形成多重反射，故声像图中沙砾样钙化的强回声不会形成"彗星尾征"。痛风石的显微结构主要为针状，超声波入射后亦不会形成多重反射，故声像图中痛风石强回声亦不会形成"彗星尾征"。另外，相邻两个平行的强回声界面中，也可以形成"彗星尾征"。如肝前的游离气体，是由于气体与壁层胸膜间的多重反射而形成。再如部分肠道内的气体，是由于气体与肠壁间的多重反射而形成（图1.2.1）。

**2. 典型声晕的超声声像图改变是什么？病理基础如何？有什么临床价值？**

答：　在超声声像图上，声晕主要表现为病灶周边环状的稍弱或稍强回声，其病理改变为纤维结缔组织、受压腺体组织、血管、组织水肿和肿瘤浸润。其临床价值在于：①肝脏良恶性肿瘤的鉴别（图1.2.2）；②甲状腺滤泡性肿瘤的鉴别；③巨细胞性动脉炎的识别；④乳腺恶性肿瘤边界的识别等。

**3. 什么是"通心粉征"？**

答：　"通心粉征"是大动脉炎典型的超声表现，受累节段动脉管壁正常结构消失，管壁弥漫性、均匀性或不均匀性增厚，管腔不同程度狭窄或变细，纵切面呈"通心粉"样改变，横切面呈"靶环征"；病变段与正常节段分界清晰，病变段边缘呈渐进性增厚，以外层为著，中膜外侧出现"鼠尾"状增厚的中等回声带或中低回声带（图1.2.3）。

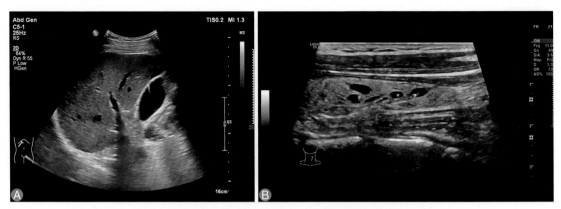

A. 胆囊前壁可见胆固醇结晶后伴"彗星尾征"；B. 甲状腺内胶质后伴"彗星尾征"。

图1.2.1 超声声像图上的"彗星尾征"

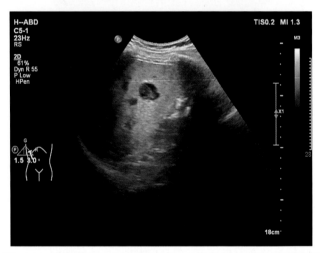

图1.2.2 肺癌患者，肝内转移瘤，周边可见厚薄不一的声晕

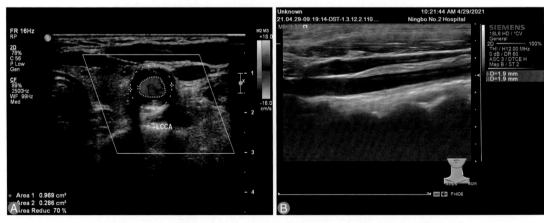

A. 大动脉炎典型的"靶环征"；B. 大动脉炎典型的"通心粉征"和"鼠尾征"。

图1.2.3 "通心粉征"的超声声像

**4. 什么是"马赛克征"?**

答：在进行彩色多普勒超声检查时发现局部出现血流红色和蓝色搭配的混杂血流信号，似马赛克样，常见于动脉局部狭窄、动静脉畸形等，也可由心脏跳动、血管搏动、呼吸运动等产生的噪音导致（图1.2.4）。

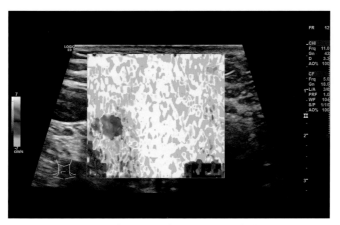

图1.2.4　患者呼吸运动所致的"马赛克征"

**5. 什么是"提篮征"?**

答："提篮征"又称"花环征"或"火圈征"，是指在彩色多普勒图像上包块周围出现环状血流信号，最初用于形容宫外孕，但"提篮征"诊断宫外孕并不可靠，黄体壁血管增多时也可出现"提篮征"。不过"提篮征"不具有特异性，在成熟卵泡或黄体囊肿周围也可以出现。此外，腮腺多形性腺瘤、肝脏肿瘤、甲状腺腺瘤等也可以出现此征象（图 1.2.5）。

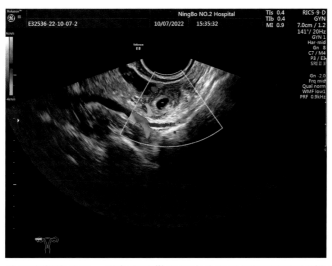

图1.2.5　右侧卵巢宫外孕，彩色多普勒显示宫外孕组织周边可见环状血流信号

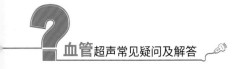

### 6. 什么是"鼠尾征"？

**答：** "鼠尾征"表现为肿块两端出现沿长轴延续细长的低回声带,形似鼠尾而得名。出现这种声像图特征可能与肿块本身的结构特征相关,是神经鞘瘤的特征性改变。神经鞘瘤是起源于神经组织的肿瘤,肿瘤发生部位与神经走行有关,沿神经干生长。所谓的"鼠尾"实际上是与肿瘤相连的神经枝干组织。因此,对可疑神经鞘瘤的患者进行检查时,应变换探头方向或放大图像、提高增益等仔细辨认"鼠尾征"的有无,以提高诊断准确率。同时"鼠尾征"还可见于纵切面的急性阑尾炎、肝外胆管癌等（图1.2.6）。

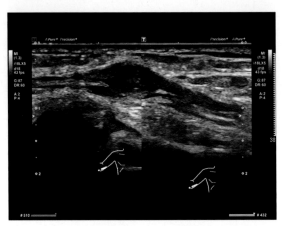

**图1.2.6　右侧尺神经鞘瘤,肿瘤两端呈"鼠尾征"**

*（感谢余姚市人民医院曹博主任提供的图像）*

### 7. 什么是"牛眼征"或"靶环征"？有什么临床价值？

**答：** "牛眼征"主要是指超声声像图表现为高回声周围有环状低回声带（声晕）,中央可有液化坏死的低或无回声区,形似"牛眼"或"靶环"征象,多见于转移性肝癌。

肝脏是恶性肿瘤最常见的转移部位,原发灶以胸部和腹部消化道来源最多。转移性肝癌声像图表现各异、形态不一,小者多呈圆球状,大者呈椭圆球或不规则状,肝表面转移灶多为扁平状。转移性肿瘤常为多发,可呈弥漫性分布或融合成团。瘤体边界清,部分瘤体边缘有较宽的弱回声晕环,形成转移瘤特征性的"靶环征"。多结节相互融合聚集形似葡萄,称为"葡萄串征"或"群集征"（cluster sign）。根据肿瘤内部回声可分为：①高回声型：肿瘤内部回声高于正常肝组织,常见于大肠腺癌；②等回声型：瘤体内部回声和正常肝组织相似,此型常可见周围弱回声晕、周围血管绕行和肝表面局部隆起等征象；③低回声型：内部呈低回声,常见于乳腺、胰腺、甲状腺等腺癌的转移,还常见于鼻咽部和肺的鳞状上皮癌,尤其后者内部回声更低,酷似囊肿表现；④无回声型：在肝内以液性无回声为特征,边界清晰,囊壁可厚薄不均,内壁欠平滑,多见于卵巢、胰腺等部位的黏液性囊腺癌转移；⑤混合回声型：肿瘤内部回声强弱不均,常见于较大的肝转移性癌。肝转移瘤其他超声表现：①坏死液化：肿瘤中心出现规则的液化无回声区,和整个瘤体形成"同心圆"状,少数液化呈无规律的多发或散在状,较大液化内部有细点状回声,变换体位时随重心缓慢漂移,常见于肉瘤、部分分化程度低的癌癌转移，对化疗敏感的一类癌癌接受化疗后也常出现此种液化改变；②钙化：肿瘤表面或实质内出现弧状、团块状等强回声，后方有清晰的声影，常见于骨肉瘤，也能发生在部分腺癌肝转移（图1.2.7）。

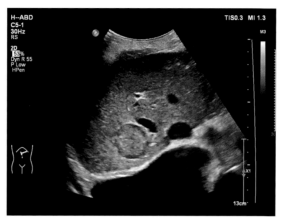

图1.2.7　肺癌肝转移，呈等回声，病灶周边可见低回声晕包绕

### 8. 什么是"同心圆征"或"套袖征"？

答：在进行肠道超声检查时，呈同心圆交替的强回声和低回声带构成的图像，叫作"同心圆征"或"靶环征"。最外部的强回声为黏膜及黏膜下层，弱回声带为肌层，最内部的强回声为肠系膜。套叠的部分由三层肠壁组成，外层为鞘部（外筒），中间为套叠肠段的折入部（中筒），最内层为套叠肠段的返回部（内筒）。临床价值在于肠道横切面显示"同心圆征"，提示肠套叠。

肠套叠是肠道的一部分套入邻近的肠管内腔的状态，几乎都是向肛侧套入。套入肠管的肠系膜被压迫，出现充血、水肿、出血及肠液分泌增加的情况，会引起肠系膜动脉的血液循环障碍。另外，套叠部位触诊时类似于肿瘤。治疗方法为采取钡剂灌肠法或阵发性充气灌肠，在X线透视下边加压边复位，不能复位或发病超过20小时是手术复位的适应证。

间歇性腹痛（哭闹）、呕吐、血便是肠套叠的3个主要症状。约90%的肠套叠发生在小儿，成人很少发生。一般好发人群是新生儿及2岁以下婴幼儿，特别是6～9月龄婴儿比较多见。小儿的肠套叠大多病因不明，70%发生在回盲部。成人肠套叠的病因有息肉、肿瘤、肠炎、憩室、瘢痕等，没有特别的好发部位。好发部位多为回肠－结肠、回肠－回肠－结肠、回肠－盲肠等，罕见的有小肠－小肠、结肠－结肠。短轴超声图像显示肠管壁重叠，层状结构形成"同心圆征"，这是肠套叠的典型图像（图1.2.8）。长轴图像可看到水肿性增厚的小肠壁，还可看到套入部肿大的肠系膜淋巴结。肠套叠发生于回盲部，根据套入部淋巴结肿大，判断为回肠－结肠型肠套叠。

### 9. 什么是"假肾征"？

答："假肾征"是指超声声像图上出现周边低回声、内部高回声的类似肾脏形态和结构的声像。周边的低回声为正常或异常增厚的肠壁，高回声为肠壁黏膜、

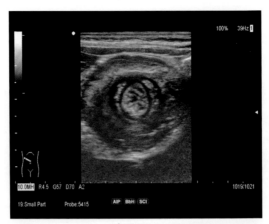

**图1.2.8 肠套叠，呈典型的"同心圆征"表现**
（感谢宁波市妇女儿童医院漆洁医生提供的图像）

肠系膜、肠道气体。"假肾征"是胃肠道肿瘤的特征性表现，增厚的低回声胃肠壁包绕中央强回声的肠内容物及肠气，酷似肾的横切面声像图，故称为"假肾征"。结直肠癌是发生于结肠或直肠的上皮性恶性肿瘤，大多数为腺癌，50～70岁人群多发。好发部位为乙状结肠至直肠（约占80%），其余的20%发生于盲肠至升结肠。右侧结肠癌患者一般缺乏自觉症状，左侧结肠癌因其容易导致肠梗阻而更易使患者早期出现症状。特征性超声声像图：①肠壁层次结构消失，局限性增厚；②典型进展期癌的病例，增厚的肠壁有低回声的肿瘤形成，显示其腔内内容物或气体的强回声，呈"假肾征"；③若腔内呈明显狭窄的状态，没有看到"假肾征"时，不要拘泥于典型征象，而应对超声图像进行详细的分析，这点是非常重要的；④周围淋巴结有肿大；⑤浆膜面出现变形，考虑为癌向壁外浸润所致。"假肾征"亦可见于肠结核、克罗恩病、肠套叠等肠道疾病，也可见于先天性肥厚性幽门狭窄（图1.2.9）。

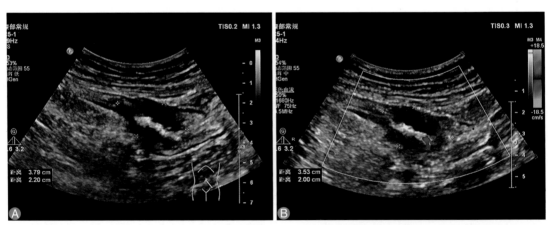

A. 左下腹乙状结肠局部肠壁不规则增厚，回声偏低不均，范围约38 mm×22 mm，肠壁蠕动僵硬，局部肠腔狭窄，形成"假肾征"；B. 增厚的乙状结肠肠壁内可见少许血流信号。

**图1.2.9 "假肾征"的超声声像**
（感谢宁波市北仑区中医院王文元主任提供的图像）

### 10. 什么是"WES 征"？

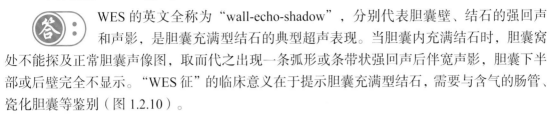 WES 的英文全称为"wall-echo-shadow"，分别代表胆囊壁、结石的强回声和声影，是胆囊充满型结石的典型超声表现。当胆囊内充满结石时，胆囊窝处不能探及正常胆囊声像图，取而代之出现一条弧形或条带状强回声后伴宽声影，胆囊下半部或后壁完全不显示。"WES 征"的临床意义在于提示胆囊充满型结石，需要与含气的肠管、瓷化胆囊等鉴别（图 1.2.10）。

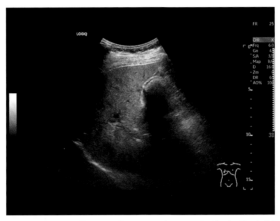

图1.2.10 胆囊内充满结石，胆囊腔无法显示，仅可见胆囊内强回声团及其后方的声影

### 11. 什么是"米老鼠征"？

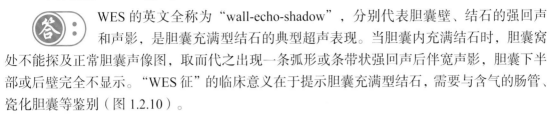 "米老鼠征"是指超声声像图上表现为似米老鼠样的声像，常见于第一肝门部（肝总动脉和胆总管分别为"左耳"和"右耳"，门静脉主干是"头"）和腹股沟（股动脉及大隐静脉为两个耳朵，股静脉是头），其临床价值在于用于识别肝门部及腹股沟区复杂结构（图 1.2.11）。

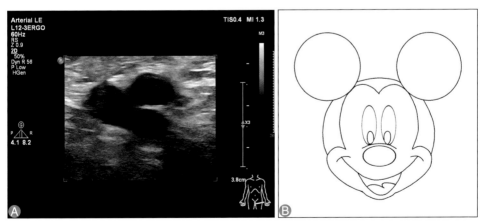

A. 左侧腹股沟区的"米老鼠征"，股动脉及大隐静脉为两个耳朵，股静脉是头；B. 米老鼠动画图。

图1.2.11 "米老鼠征"的超声声像

### 12. 为什么颈部也会出现"米老鼠征"？

答："米老鼠征"一般是指肝脏超声检查时，在第一肝门横切面呈现出的超声图像表现，因其正常解剖结构位置关系，组合起来神似卡通人物米老鼠而得名。其超声图像解剖构成：门静脉构成米老鼠"头部"，门静脉右侧肝总动脉构成米老鼠"左耳"，门静脉左侧胆总管构成米老鼠的"右耳"，下腔静脉是米老鼠的"身体"。

颈部淋巴结沿颈部淋巴管的走行分布。1991年，美国耳鼻咽喉头颈外科学会基金会及美国头颈外科学会制定了颈部淋巴结分区方案，将颈部淋巴结分为六区。2002年，美国癌症联合委员会（American Joint Committee on Cancer，AJCC）补充为七区（上纵隔淋巴结）。目前学术界广泛采用七区法。Ⅰ区包括颏下区及颌下区淋巴结。分布着1~14枚淋巴结，收纳颏、唇、颊、口底部、舌前、腭、舌下腺和颌下腺的淋巴液。Ⅰ区以二腹肌为界分两部分，内下方为ⅠA区，外上方为ⅠB区，形状似米老鼠，故被称为颈部"米老鼠征"（图1.2.12）。

### 13. 什么是"睡莲征"？

答："睡莲征"主要是指肝脏内出现边界清晰的厚壁囊性占位，内可见漂浮的条带状强回声，其形成机制主要是肝脏细粒棘球蚴内囊由于病灶内压力降低、退行性变等原因脱落所致。其临床意义在于"睡莲征"是诊断肝脏囊性包虫病的特异性征象，并可根据此征象对疾病进行分类（图1.2.13）。

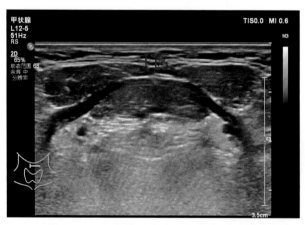

图1.2.12  颈部的"米老鼠征"超声声像

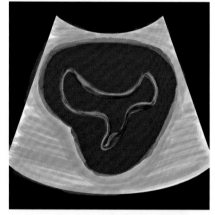

图1.2.13  "睡莲征"示意

### 14. 什么是"彩色彗星尾征"？

答："彩色彗星尾征"是指在彩色多普勒显像时，细小强回声后方的狭长带状花色信号，形状如彩色彗星尾。其形成机制主要是快闪伪像，多见于有结晶的、不光滑的物体表面，以泌尿系结石常见。临床意义在于可用于识别肾脏或输尿管结石、胆囊结石、慢性胰腺炎的钙化、异物等（图1.2.14）。

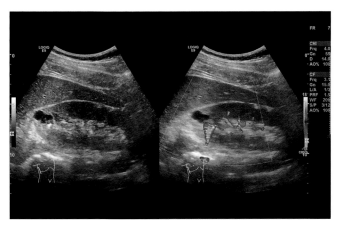

图1.2.14 右肾结石后方的"彩色彗星尾征"

### 15. 什么是"宫颈征"？

答：　"宫颈征"是指在进行幽门超声检查时出现形态似宫颈的图像，产生机制是幽门管肌壁增厚，突入液体充盈的胃窦。其临床价值在于"宫颈征"可以用于提示幽门肥厚，需评估肌层厚度、幽门管的直径和长度等（图1.2.15）。

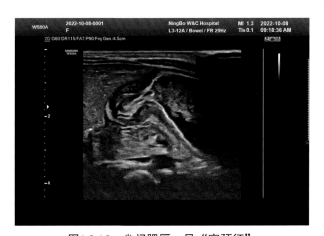

图1.2.15 幽门肥厚，呈"宫颈征"

### 16. 什么是"暴风雪征"？

答：　"暴风雪征"是指在超声声像图上表现为分布不均匀的强回声，其产生机制为界面较大的散射体在其他方向散射程度也会增强，强散射体的散射局部相互干扰使得总体回声呈现暴风雪状改变。"暴风雪征"常见于葡萄胎、硅凝胶肉芽肿性淋巴结肿大、痛风性关节腔或滑膜积液等疾病（图1.2.16）。

### 17. 什么是肝脏的"感叹号征"？

答：　"感叹号征"是在右侧肋缘下沿着肝主裂行类似矢状断扫查时所见。位于肝裂中的中度充盈的胆囊构成"感叹号"上面的一竖，后方肝实质内的肝门处门静脉的横断面则构成了"感叹号"下面的一点（图1.2.17）。

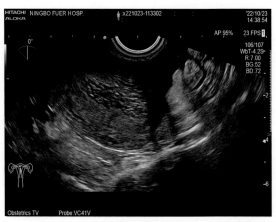

图1.2.16　完全性葡萄胎，宫腔内可见散在微小囊状无回声，使得界面增多，造成宫腔内不均质回声增强

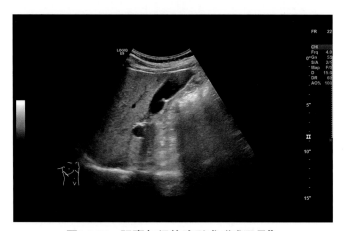

图1.2.17　胆囊与门静脉形成"感叹号"

**18. 为什么出现"苹果征"提示浅表肿块为皮脂腺囊肿的可能性比较大？**

**答**：皮脂腺囊肿（sebaceous cyst）又称为粉瘤或皮脂腺瘤，是皮脂腺管口闭塞或者狭窄引起的皮脂淤积而成，而非真正的肿瘤，文献报道其可发生恶变。二维超声表现为紧邻皮下脂肪层内的圆形或椭圆形的低回声，呈囊性，壁清晰，其顶部可见斜行蒂状低回声延伸至皮肤表面，呈"苹果征"改变。囊腔内无明显血流信号，有时囊的周边可见少许点状血流信号。合并感染时，可表现为囊肿骤然增大，外形不规则，内部回声不均匀，呈极低回声，甚至无回声，此时可见囊腔的顶部呈蒂状向皮肤表面突出，周边可见较丰富血流信号，所以看到皮下脂肪层内出现"苹果征"时首先考虑为皮脂腺囊肿可能性。

皮脂腺囊肿可发生于任何年龄，但以青年多见，好发于头、面、臀、背部，也有发生在阴囊内的报道。皮脂腺囊肿多为单发，偶见多发，形状为圆形，硬度中等或有弹性，无波动感。囊壁局部向皮下突出，边缘清楚，按压活动。肿块上可见皮肤表面皮脂腺开口受阻塞的小黑点，内容物为白色豆腐渣样物。皮脂腺囊肿容易并发感染，使其表面红肿，囊肿可破溃而暂时消退，但会形成瘢痕，易于复发。本病根治性治疗为手术切除。

### 19. 为什么会出现"百叶窗征"？对超声诊断有何帮助？

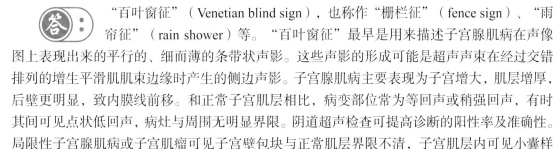

**答：** "百叶窗征"（Venetian blind sign），也称作"栅栏征"（fence sign）、"雨帘征"（rain shower）等。"百叶窗征"最早是用来描述子宫腺肌病在声像图上表现出来的平行的、细而薄的条带状声影。这些声影的形成可能是超声声束在经过交错排列的增生平滑肌肌束边缘时产生的侧边声影。子宫腺肌病主要表现为子宫增大，肌层增厚，后壁更明显，致内膜线前移。和正常子宫肌层相比，病变部位常为等回声或稍强回声，有时其间可见点状低回声，病灶与周围无明显界限。阴道超声检查可提高诊断的阳性率及准确性。局限性子宫腺肌病或子宫肌瘤可见子宫壁包块与正常肌层界限不清，子宫肌层内可见小囊样低回声反射。子宫大小出现周期性变化，月经期或月经前后子宫增大，以后逐渐变小（图 1.2.18）。

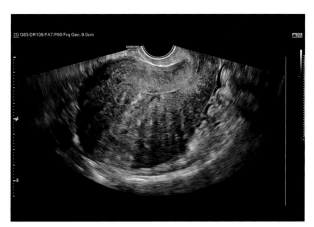

**图1.2.18　子宫腺肌病肌层回声形成比较典型的"百叶窗征"**
（感谢宁波市妇女儿童医院漆洁医生提供的图像）

### 20. 什么是"脂液分层征"或"面团征"？

**答：** "脂液分层征"多见于卵巢成熟囊性畸胎瘤，卵巢成熟囊性畸胎瘤来源于原始生殖细胞的肿瘤，是生殖细胞肿瘤中最多见的一种，由多胚层组织构成，属于良性卵巢肿瘤，可发生于任何年龄，20 ~ 40 岁多见，可为单侧或双侧，易发生肿瘤蒂扭转、感染等并发症，一经确诊应尽早手术治疗，故对其早期诊断较为重要。经腹部及经阴道超声检查对卵巢成熟囊性畸胎瘤有较高的敏感性和特异性，必要时可行盆腔 CT 检查。卵巢成熟囊性畸胎瘤具有特异性的典型超声表现，有以下几种类型：①"脂液分层征"：一般情况下囊内可见细小的点状强回声密集地分布于囊肿的上部，下部为无回声区，呈明显的脂液分层，变换体位二者可相混，亦可因囊肿蒂扭转而出现上方为无回声，下方为脂液强回声；②"面团征"或"发团征"：脂类颗粒黏聚在一起，形成规则或不规则的强回声团，可粘贴于内壁，后方回声轻度衰减；③类囊性：多为圆形或椭圆形，囊壁较厚，多为单房，内为密集的点状强回声，有时在内壁处可见一薄层液性区，易与巧克力囊肿混淆；④短条状强回声型：囊内散在分布短条状强回声；⑤混合型：囊内结构复杂，可见上述两种或两种以上的声像图，囊内结构复杂，可有密集的点状高回声、脂液分层、强光团、"发团征"及"面团征"等；

⑥难辨型：卵巢囊性畸胎瘤内部多为强回声，与肠管回声相似，夹杂在肠管中不易辨认，容易混淆，经腹部超声不容易发现，多于经阴道超声检查时发现。卵巢囊性畸胎瘤血流特征为少血流或无血流信号，内部及包膜上都极难显示血流信号，根据此特征可与其他混合性肿块相鉴别。卵巢囊性畸胎瘤中以混合型占多数，其声像图以囊内"脂液分层征""面团征"或"发团征"、囊内短条状强回声等最具有特征性，根据这些声像图特点，不难诊断卵巢囊性畸胎瘤（图1.2.19）。

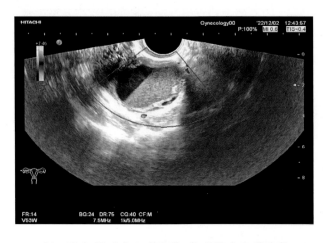

图1.2.19　卵巢成熟囊性畸胎瘤典型的"脂液分层征"

（感谢宁波市妇女儿童医院漆洁医生提供的图像）

**21. 什么是"中心点征"或"管内条带征"？**

Caroli病（先天性肝内胆管囊性扩张症）是一种较少见的常染色体隐性遗传病，在病理学上，囊性扩张的胆管内存在由纤维组织和血管构成的突起与条索状结构，超声声像图上表现为肝内多发囊肿沿肝内胆管走行，并向肝门部聚集；扩张的胆管内出现分隔带或突起结构。当超声探头声束横切或纵切某段扩张的胆管时，即表现为"中心点征"或"管内条带征"。

**22. 什么是"海鸥征"？**

腹腔动脉又称腹腔干，位于肝尾状叶下方、肠系膜上动脉及胰腺上方，横切时腹腔动脉的分支像展翅高飞的海鸥，左侧翅膀是脾动脉，右侧翅膀是肝总动脉，海鸥的身子为腹腔干（图1.2.20）。

**23. 什么是"飞鸟征"？**

进行肝脏超声检查时，探头放置于右侧腋中线附近，声束指向左肩，胆囊、门静脉和下腔静脉构成飞鸟样图像，门静脉右支是"鸟头"，门静脉主干是"鸟的身子"，下腔静脉和胆囊是"鸟的两个翅膀"（图1.2.21）。

**24. 什么是"剥香蕉皮征"？**

在腹主动脉的冠状切面，有时可同时显示左右侧肾动脉起始处，形似两瓣剥开的香蕉皮，称为"剥香蕉皮征"（图1.2.22）。

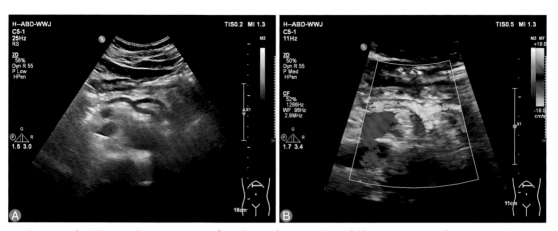

A.腹腔干、脾动脉和肝总动脉的二维超声图像，三者组合形成海鸥样；B.腹腔干、脾动脉和肝总动脉的
彩色多普勒图像，似展翅高飞的海鸥。

图1.2.20　"海鸥征"超声声像

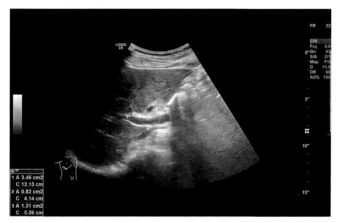

图1.2.21　典型"飞鸟征"的超声声像

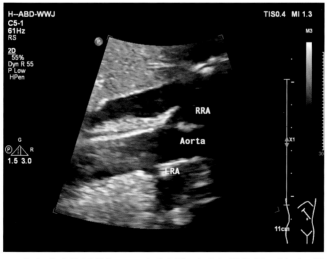

图1.2.22　腹主动脉的冠状切面，左右侧肾动脉起始处似两瓣剥开的香蕉皮

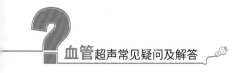
**25. 什么是"烟花征"?**

"烟花征"主要是指病变在彩色多普勒条件下表现为自肿块中央向四周发出的分支动脉血流信号，形状似烟花。"烟花征"可见于甲状腺乳头状癌、腮腺嗜酸性腺瘤、肝脏局灶性结节性增生等病变（图 1.2.23）。

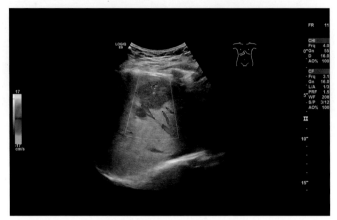

图1.2.23 肝右叶内低回声占位，彩色多普勒显示血流信号自中央向四周发出分支，是肝脏局灶性结节性增生典型的超声表现

**26. 什么是"血管绕行征"?**

血管因受到肿瘤或其他病变的挤压、推移，使其偏移正常血管走向，沿着肿瘤或其他病变走行，常见于肝脏肿瘤、肾盂肿瘤、甲状旁腺腺瘤等（图 1.2.24）。

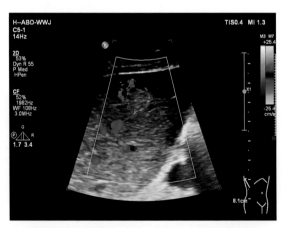

图1.2.24 肝右叶占位，周边可见血管绕行

**27. 什么是"双轨征"?**

进行静脉检查时，有时会发现静脉管腔内出现条状中强回声将管腔内血流信号分隔开，就如同铁路的两个轨道，所以称为"双轨征"，"双轨征"是慢性静脉血栓部分再通后比较有特异性的一种超声征象（图 1.2.25）。

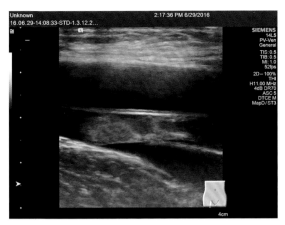

图1.2.25 股静脉血栓部分再通后所形成的"双轨征"

### 28. 什么是"线样征"？

（答）：当动脉极重度狭窄时，在彩色多普勒或能量多普勒条件下，可见血流通畅处呈细小线条状，这是动脉重度狭窄较特异性的一种超声表现。在超声造影条件下也可以同样观察到这种现象。"线样征"的血流频谱特点是波峰圆钝，流速降低，阻力稍高，是血管完全闭塞之前的血流模式，最可能在颈内动脉重度狭窄、仅有很小的线样管腔残存时出现（图 1.2.26）。

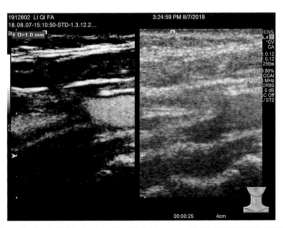

图1.2.26 右侧颈内动脉重度狭窄（接近闭塞），在造影增强后管腔可以呈"线样征"

### 29. 什么是"眼征"？

（答）：大隐静脉走行于下肢筋膜深浅层之间，横切面上中间的大隐静脉似眼球，其上下的浅、深筋膜似上、下眼睑，形成特有的"眼征"，这是大隐静脉比较有特征性的征象（图 1.2.27）。

### 30. 什么是"伴行征"？

（答）：大隐静脉走行在大腿、小腿内侧的隐静脉筋膜室内，前副隐静脉也走行于隐静脉筋膜室内，那么如何鉴别大隐静脉和前副隐静脉呢？"伴行征"就可以对两者进行鉴别：在横切面上，前副隐静脉与股动静脉对齐并垂直于探头表面，而大隐静脉多位于内侧（图1.2.28）。

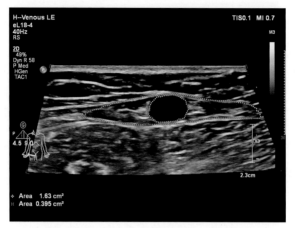

图1.2.27　大隐静脉横切面呈"眼征"

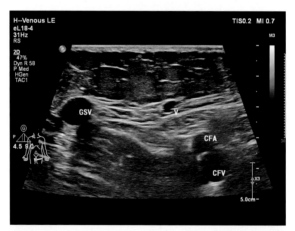

图1.2.28　在横切面上，前副隐静脉与股动静脉比较靠近，而大隐静脉位于内侧，呈典型的"伴行征"

### 31. 什么是"暗腱征"？

【答】："暗腱征"（dark tendon sign）是用以辅助诊断手指狭窄性腱鞘炎（扳机指）的一个征象。"暗腱征"定义为在沿着指屈肌腱长轴扫查时，在A1滑车附近的肌腱显示为显著的回声减低的现象。一般认为出现"暗腱征"是狭窄性腱鞘炎累及指屈肌腱的一个典型表现。

"暗腱征"本质上是一种各向异性伪像，与增厚的腱鞘和滑车造成的局部肌腱行程收缩有关。手需要足够灵活来完成各种精细的动作，手指解剖结构复杂，扳机指主要与A1滑车病变有关，A1位于掌指关节部位，主要附着于掌指关节掌板，远端少部分纤维附着于近节指骨底及外侧髁。

扳机指最常见症状是手指掌指关节处疼痛、弹响，严重者手指伸直了不能屈曲，屈曲了又不能伸直，影响正常的生活，因而非常痛苦。用外力帮患指屈伸时，在某一个位置点会出现很明显的阻力，用力克服这个阻力手指才能伸直或者屈曲，这个阻力点被称为扳机点，因此本病也被称为扳机指。最容易发病的是拇指，然后是中指、无名指、示指、小指。超声扫查过程中"暗腱征"非常明显，可以作为诊断狭窄性腱鞘炎的一个指示信号，随后再根据滑车和腱鞘的增厚、肌腱活动受限等特点，很容易就可以发现并明确诊断狭窄性腱鞘炎（扳机指）（图1.2.29）。

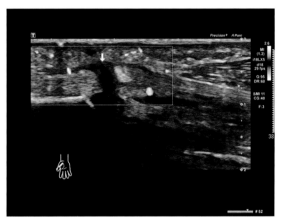

**图1.2.29　在A1滑车附近的肌腱显示为显著的回声减低，呈典型的"暗腱征"**

（感谢余姚市人民医院曹博主任赠图）

### 32. 输卵管积液有哪些特征性征象？

（答）：输卵管积液是由于输卵管炎导致输卵管伞端粘连闭锁，炎性渗出性浆液或出血坏死性脓液在管腔内集聚导致管腔膨胀扩张，以壶腹部膨胀扩张多见。分为输卵管积水与输卵管积脓。输卵管积液声像表现为一侧或双侧附件区管状或复杂性囊性包块，有时与卵巢囊性肿瘤并不好鉴别。输卵管积液有三种特征性超声征象，掌握这三种特征性超声征象可提高输卵管积液的检出率、增加诊断信心。

（1）"腰围征"（waist sign）：腰围征是指管状囊性结构出现环绕管壁一周的凹痕，该凹痕在外观上就像人类的腰围。该征象出现于输卵管某一段的矢状切面，对应的解剖基础是由于输卵管壶腹部比峡部管径更宽，两个节段过渡处直径发生突然的变化，而形成"腰围征"。附件区管状囊性结构出现"腰围征"阳性，可诊断为输卵管积液。输卵管积液之"腰围征"声像图：附件区扩张的管状囊性结构在矢状切面上，管壁出现向管腔内凹陷的凹痕。该凹痕在外观上像人类的腰围，故而被称作"腰围征"。

（2）"齿轮征"（cogwheel sign）："齿轮征"是指附件区管状囊性结构在横切面上沿壁内缘出现环绕一周的小凸起回声，形态上就像齿轮一样。在扩张管状结构的横切面上去识别"齿轮征"，可见输卵管黏膜皱褶形成齿轮的"齿"。附件区管状囊性结构"齿轮征"阳性，可确诊为输卵管积液。输卵管积液之"齿轮征"声像图：附件区管状囊性结构在横切面上，沿壁内缘出现环绕一周的小凸起回声，形态上就像齿轮一样（图1.2.30）。

（3）"不完全分隔征"（incomplete septation sign）："不完全分隔征"是指管状囊性包块内出现从一侧壁内缘发出的指向对侧壁但不与对侧壁连接的隔带结构。其对应的解剖基础是，积液扩张的输卵管整体形态呈S、U、V、C形或蛇形，弯曲处的一侧由两层管壁折叠形成声像图上的一条不完全性隔带。附件区管状囊性包块出现"不完全分隔征"可确诊为输卵管积液。

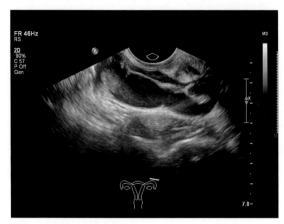

图1.2.30　输卵管积液，输卵管壁内缘出现环绕一周的小凸起回声，形态上就像齿轮一样

**33. 在行膀胱超声扫查时，为什么有时候能观测到"喷尿现象"？**

答：输尿管内尿液与膀胱内尿液比重相差超过一定范围可能会显示出输尿管口的"喷尿现象"，即连续的细密束状的高回声呈间歇性喷射入膀胱，由输尿管口喷射至对侧前方。在行彩色多普勒超声扫查时可显示束状的彩色信号呈间歇性喷射入膀胱，由输尿管口喷射至对侧前方（图1.2.31）。观察不到"喷尿现象"有以下几种原因：①输尿管内尿液与膀胱内尿液比重相差不大；②患者输尿管出现梗阻或输尿管排尿功能障碍；③同侧肾功能不全等。

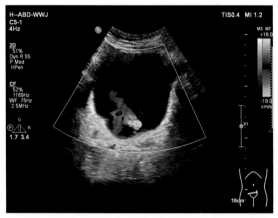

图1.2.31　双侧输尿管口喷尿，彩色多普勒超声显示束状的彩色信号由输尿管口喷射至对侧前方

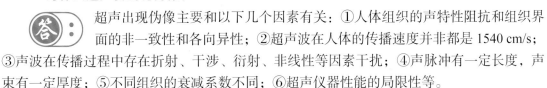

## 第三节 超声伪像

**1. 为什么超声会出现伪像?**

**答:** 超声出现伪像主要和以下几个因素有关:①人体组织的声特性阻抗和组织界面的非一致性和各向异性;②超声波在人体的传播速度并非都是 1540 cm/s;③声波在传播过程中存在折射、干涉、衍射、非线性等因素干扰;④声脉冲有一定长度,声束有一定厚度;⑤不同组织的衰减系数不同;⑥超声仪器性能的局限性等。

**2. 超声有哪些伪像?**

**答:** 超声伪像主要是指超声声像图上出现非真实存在的图像,其可能会导致超声误诊和漏诊,但只要充分理解和掌握超声伪像的形成原因和原理,也可以对诊断提供一定的帮助。二维超声伪像主要包括混响、声影、后方回声增强效应、部分容积效应(厚度伪像)、旁瓣伪像、镜像伪像、折射伪像、回声失落伪像(临界角折射伪像)、声速伪像、散射伪像等。彩色多普勒超声伪像包括彩色信号过少或缺失、彩色信号过多、闪烁伪像(clutter rejection)、镜面伪像、快闪伪像及混叠伪像等。

**3. 什么是混响伪像?**

**答:** 混响伪像,亦称为"多次反射",是指超声波入射到良好平整的界面而形成声波在探头与界面之间来回反射,出现等距离的多条回声,其回声强度逐渐减弱。其分为两类:①内部混响(振铃伪像),胃肠道内的含气性内容物、体内的某些异物如宫内节育器、置入的人工瓣膜等产生的"彗星尾征"。②外部混响,多见于胸膜及肺表面、腹壁肌筋膜和腹直肌鞘膜的后方器官,正常颈动脉前壁出现的伪像也属于混响伪像(图1.3.1)。

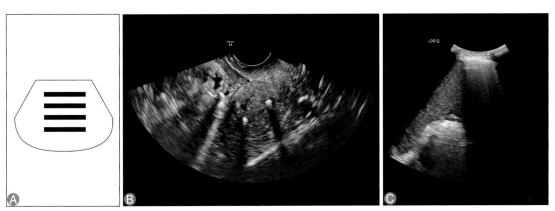

A. 混响效应示意图;B. 宫内节育器和肠道气体产生的内部混响;C. 胸膜及肺表面产生的外部混响。

**图1.3.1 混响伪像示意图和典型的超声声像**

**4. 什么是内部混响伪像? 超声声像图如何? 有什么临床意义?**

**答:** 超声在靶(target)内部来回反射,形成"彗星尾征"(comet tail sign),利用子宫内"彗星尾征"可以识别金属节育环的存在。人工瓣膜的伪像也属于内部混响伪像。

金属人工瓣膜产生的混响伪像，常常导致瓣膜左房面显示不清，影响对血栓、赘生物的判断。肠道的混响伪像，临床常用饮水或口服其他消气剂、改变体位、适当充盈膀胱等方法消除气体干扰，也可采用凸阵探头适当加压、改变扫查方向等减轻气体干扰。

振铃伪像有时也有助于超声的诊断，如可用之识别肝内胆管积气、胃肠道气体、宫内节育器、胆囊腺肌症等。利用内部混响可提高产气杆菌感染的诊断准确性，如产气杆菌感染性肝脓肿、膈下脓肿及宫内感染等（图1.3.2）。

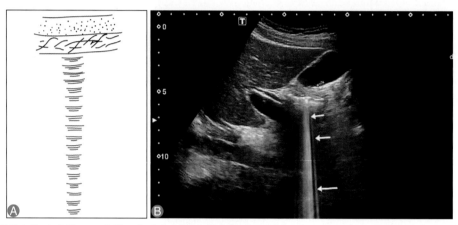

A. "彗星尾征"示意图，可见强回声后方出现逐渐减弱的平行强回声；B. 近肝门处胃肠道内气体产生的振铃效应。

图1.3.2　内部混响伪像示意图和典型超声声像

**5. 什么是外部混响伪像？超声声像图如何？有什么临床意义？**

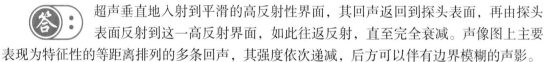

超声垂直地入射到平滑的高反射性界面，其回声返回到探头表面，再由探头表面反射到这一高反射界面，如此往返反射，直至完全衰减。声像图上主要表现为特征性的等距离排列的多条回声，其强度依次递减，后方可以伴有边界模糊的声影。

外部混响对于临床来说有利有弊，弊主要是使得充盈胆囊和膀胱前壁有时难以显示，遮挡病变；利主要是可以利用其出现在不该出现的部位进行疾病诊断，如：肝、脾包膜的表面或腹腔内出现外部混响则提示有胃肠穿孔的可能性。正常肺如果出现典型的"气体多次反射"消失或显示不清，提示肺含气量减少，常见于肺炎、肺不张或其他原因所致肺实变。

**6. 为什么超声声像图上会出现声影？**

由于具有强反射或声衰减非常大的结构或组织存在，使超声能量急剧减弱，以致在该结构的后方超声波不能达到，称为声影区。在该区内检测不到声波反射，在声像图中出现竖条状无回声区，紧跟在强回声或声衰减大的靶目标的后方，称为声影。声影可作为超声诊断结石、钙化灶和骨骼等的重要依据（图 1.3.3）。

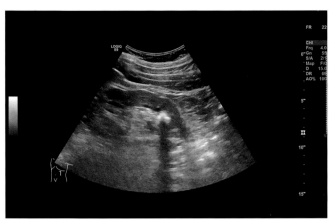

图1.3.3　左肾下极强回声结石，后方伴有明显声影

### 7. 胆囊内结石为什么会出现声影？

超声束投射到反射体，由于反射体对超声的反射、吸收、折射等导致超声衰减，以致位于反射体后面的介质缺少声波。高反射系数物体（如气体）后方出现声影，高吸收系数物体（如骨骼、结石、瘢痕）后方也可以出现声影，兼具高反射及高吸收系数者更容易出现明显声影（图1.3.4）。

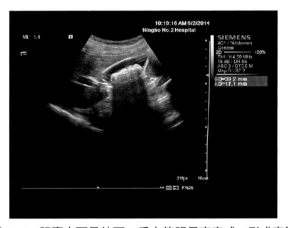

图1.3.4　胆囊内可见结石，后方伴明显声衰减，形成声影

### 8. 为什么部分组织会出现后方回声增强？

当病灶或组织的声衰减甚小时，其后方组织所接收的超声波声能将高于同等深度的周围组织，从而出现其后方组织回声高于周边组织，称为后方回声增强。囊肿和其他液性结构的后方会出现回声增强，可利用这点作为囊性和实性病变的鉴别诊断依据（图1.3.5）。

### 9. 为什么部分病变后方会出现回声增强和声影？

超声仪器的成像原理是默认人体所有组织的声衰减值或传播速度相同，当超声波传播的介质声衰减值低于假定声衰减值时，其后方声强会增加，从而出

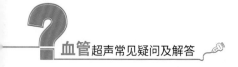

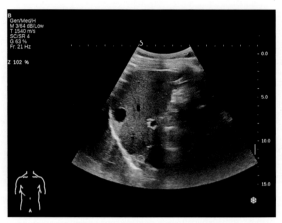

图1.3.5　肝内可见一类圆形无回声区，后方回声增强，考虑为肝囊肿

现后方回声增强。例如，囊肿后壁及其后方组织回声显著增强。在日常临床工作中，可以利用后方回声增强发现囊性病变（如小囊肿），避免不必要的漏诊。

声影是超声波在传播过程中遇到密度高的目标（病变）介质产生强烈反射或明显的声吸收及衰减引起，如结石、钙化灶、瘢痕、骨骼等介质。除反射因素以外，如果它们的衰减超过1 dB/（MHz·cm）仪器设定的增益补偿范围，则发生后方回声显著减弱或消失，这种现象称为声影伪像。声影伪像一般发生于以下几种情况：①显著的声衰减：发生于结石、瘢痕、软骨等衰减系数很大的介质后方；②声阻抗差很大的界面：如骨骼等；③入射声束与较光滑的界面夹角过大造成全反射：囊肿的侧壁声影。声影对于超声诊断有积极的一面，利用声影有助于识别人体组织或异物的声学特征，发现结石、了解肿瘤有无包膜等。

**10. 什么是折射声影？**

答：　有时在球形结构的两侧壁后方会各出现一条细狭的声影，称为折射声影，也称为折射效应（refractive effect）、边界效应（side effect）或边缘声影（edge shadow）。主要是声束与不同声速的曲面结构（介质）的界面相切时，声束在切点处发生折射，声束方向折转一定角度偏离原先的路径向远场传播，导致曲面介质边缘自切点处始，后方出现声影的一种超声伪像，不可误诊为结石或钙化结构（图1.3.6）。

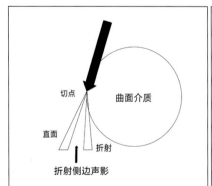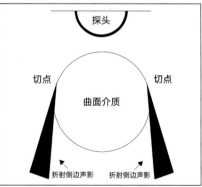

图1.3.6　折射声影产生的示意

**11. 为什么有时候囊肿内部的回声不是完全的无回声区?**

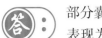：部分囊肿内出现细密样回声主要是由于产生的"部分容积效应",声像图上表现为一定厚度范围回声信息在厚度方面的叠加,所有信息显示在同一张超声图像上,即病灶的前方或者后方还有其他处于超声束内的组织,这些组织的回声就会和病灶回声重叠显示在同一图像中,对病灶显像造成干扰。在部分囊肿的超声图像中,囊肿内部似乎"填充了中等回声物质"。部分容积效应常见于体积较小的无回声结构,如小血管、小囊肿等。当然,除了考虑以上超声伪像外,还需要明确该囊肿内是不是确实含有其他成分,特别是较大的囊肿,如囊肿内出血、膀胱内尿盐结晶等(图1.3.7)。

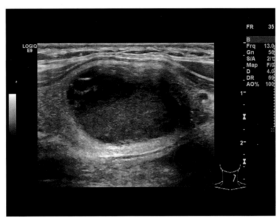

**图1.3.7 甲状腺囊性结节内可见点状回声漂浮,结合结节突然增大病史,考虑为甲状腺结节出血囊性变改变**

**12. 什么是部分容积伪像?包括哪些?如何消除?**

：部分容积伪像是伪像的一种,属于设备伪像,将目标区组织的图像与周边组织相互重叠,使得所得的图像与实际解剖结构不相符。包括声束宽度伪像、切面厚度伪像、各向异性伪像和副瓣伪像。可以通过以下方法进行消除:①调节聚焦;②打开组织谐波;③改变入射角度;④使用导声垫等。

**13. 为什么横膈两侧都会出现肝脏内占位回声?**

：声束遇到深部的平滑镜面时,镜面把声波反射到与之接近的镜面,靶标的反射回声沿原路达镜面再次反射回探头,从而在镜面两侧距离相等处显示形态相似的声像图,称之为镜像效应。横膈是一个大而光滑的界面,非常容易出现镜像效应,所以常常会在横膈两侧出现大小和形态相同或类似的占位回声。

**14. 什么是镜面伪像?**

：镜面伪像是指声像图上的虚像总是位于实像深方(经过多途径反射形成)。声束斜射到声阻抗很大的界面时,全反射会发生镜面伪像,常见于横膈附近,横膈浅侧为实影,深侧为虚影或镜像(图1.3.8)。

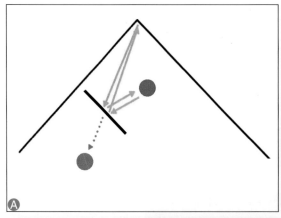

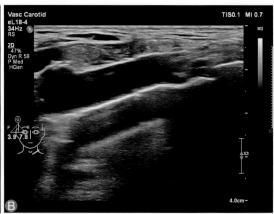

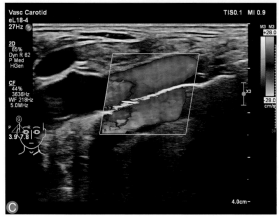

A. 镜面伪像示意图；B、C. 锁骨下动脉出现静脉反射伪像。

**图1.3.8 镜面伪像示意图及典型超声声像**

### 15. 什么是棱镜伪像?

**答:** 棱镜伪像是指当超声波声束遇到两种相邻不同声速组织所构成的倾斜界面时产生的折射现象，使原有物体位置发生改变或在声像图上显示为重复的两个甚至三个声像。腹部常见的棱镜伪像常常在行腹部靠近正中线横断面扫查时出现，例如：早孕子宫在下腹部横断扫查时，宫内的单胎囊可能出现重复胎囊（"双妊囊"）伪像，当探头方向改为矢状断面扫查时，上述"双妊囊"伪像消失。在心脏超声检查时，胸骨旁切面尤其是胸骨旁短轴切面也经常出现棱镜伪像，常常有人看见双重主动脉、三个乳头肌或者两条肺动脉（图1.3.9）。

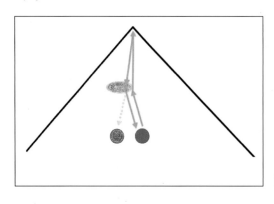

**图1.3.9 棱镜伪像示意**

**16. 什么是声速失真伪像?**

答：声速失真伪像是由实际声速差别过大引起，超声表现为图像失真，出现测量误差。在人体中，声波在不同组织中传播速度差异较大。在超声诊断中，肺及胃肠道气体中的平均声速约为 350 m/s，骨骼中的平均声速约为 3850 m/s，而超声仪器将声速设定为 1540 m/s，并在此基础上计算反射界面的距离。超声波实际传播过程中的速度会高于或低于 1540 m/s，当超声波经过声速低的组织（如大的脂肪瘤）就会出现测值偏大；当超声波经过声速高的组织（如胎儿股骨长）就会引起测值过小。

**17. 为什么肝内或腹膜后较大的脂肪瘤超声测量的大小比实际大?**

答：超声仪器的成像和测量都是按照人体软组织的平均声速（1540 m/s）设置的，对于一般肝、脾、肾、肌肉等软组织，超声成像和测量都不会产生明显影响，但是对于声速过慢或过快的组织，却可能造成不可忽略的影响。脂肪的声速较慢，就会导致较大脂肪瘤在声束方向上的成像假性变长，测量出来的大小数值较实际大，且使其后方肝的包膜回声向后移位，产生中断的伪像。

**18. 什么是旁瓣伪像?**

答：旁瓣伪像是指"轴外声束"对界面外结构成像形成的"鬼影"，其形成的主要原理是在超声探头主声束旁存在一些小的旁瓣声束，当旁瓣声束正好打在强反射界面并传给探头时，旁瓣信号会被误认为是来自主声束，因此一同显示在图像中。换而言之，超声探头发射的能量主要集中在主瓣声束内，而在其他方向的旁瓣内也分布有一定能量，当主瓣声束扫描某一器官时，旁瓣声束也同样在进行扫查，超声仪器无法区别主瓣和旁瓣声束的回声信号，也不能分别显示不同方向的主瓣和旁瓣回声，所以任何方向的回波信号均被假定来自主瓣声束而显示在正在扫查的器官中。实际上，旁瓣伪像时刻存在，只是通常不被我们所发现，当扫查膀胱或胆囊这类低衰减器官时，旁瓣成像才能更清晰地被显露出来，才被我们所识别。可以通过调节焦点位置、更换探头类型或调节频率、调节增益和改变体位等消除或鉴别是否为旁瓣伪像。

**19. 胆囊内胆固醇结晶为什么会出现"彗星尾征"?**

答："彗星尾征"是指在小的强回声后方出现的逐渐减弱的平行强回声，由于信号逐渐减弱，整体上呈现"V"形。"彗星尾征"是由小的晶体或其他强回声结构内部出现的多重反射导致的结果（图 1.3.10）。

**20. 为什么在彩色多普勒图像上结石的后面常常出现一条类似彗星尾样的彩色血流信号?**

答：这其实就是超声伪像中的一种，名叫快闪伪像（twinkling artifact）。快闪伪像多见于表面有结晶的、不光滑的尿路结石，其彩色信号位于结石回声的表面及声影内。快闪伪像对于识别尿路结石，判断其性质有一定帮助。快闪伪像产生的机制为当超声波到达不规则界面时，声波在界面上发生多重反射，由于不同频率声波波长不同，其多重反射时的入射角度也不同，最终探头接收到的回声信号中的频率分布不再呈现正态分布，

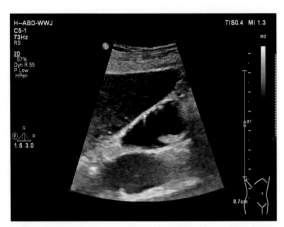

图1.3.10　胆囊前壁可见强回声点，后伴"彗星尾征"，考虑为胆囊内胆固醇结晶

而表现为"波浪"状的频率分布。相邻两个脉冲在不规则强回声界面上的回声信号其相位不同，这种相位差被超声仪器误认为频移，形成"湍流"样多普勒信号。很多结构的后方都可能会出现快闪伪像，如尿路结石、胆囊壁胆固醇结晶、前列腺结石、甲状腺囊性结节内的结晶体或某些金属植入体等，常常可以根据快闪伪像来识别结石（图1.3.11）。

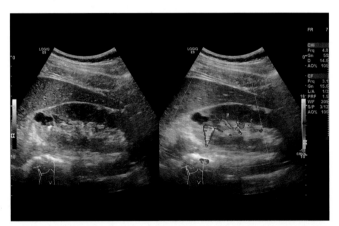

图1.3.11　右肾上极结石，其后方可见类彗星尾样的彩色血流信号

**21. 为什么在彩色多普勒超声扫查中，因呼吸、心血管搏动或肠管蠕动等引起组织震动，会出现与血流无关的彩色伪像？**

答：该现象称为闪烁伪像，是指因心血管搏动、呼吸、肠管蠕动或者患者说话等引起组织震动，其频率正好在多普勒频移的范围内，而且强度较大，从而引发与血流无关的彩色信号显示。在肝脏、肾脏等器官扫查过程中，容易受到闪烁伪像的影响，增加了内部的血管显示和检测的难度。能量多普勒所造成的闪烁伪像会比彩色多普勒更加明显（图1.3.12）。

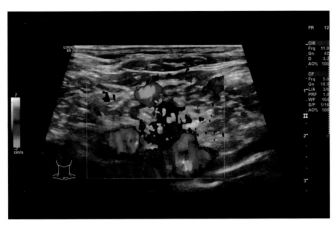

图1.3.12　左侧锁骨上组织因血管搏动在没有血管区域产生血管彩色闪烁伪像

**22. 闪烁伪像和快闪伪像有何不同?**

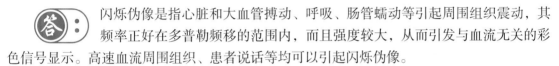

闪烁伪像是指心脏和大血管搏动、呼吸、肠管蠕动等引起周围组织震动,其频率正好在多普勒频移的范围内,而且强度较大,从而引发与血流无关的彩色信号显示。高速血流周围组织、患者说话等均可以引起闪烁伪像。

快闪伪像产生的机制为当超声波到达不规则界面时,声波在界面上发生多重反射,由于不同频率声波波长不同,其多重反射时入射角度的关系也不同,最终探头接收到的回声信号中的频率分布不再呈现正态分布,而表现为"波浪"状的频率分布。快闪伪像常见于尿路结石、胆囊壁胆固醇结晶、前列腺结石、甲状腺囊性结节内的结晶体或某些金属植入体等。

## 第四节　血管超声

**1. 为什么超声检查需要涂抹耦合剂?**

超声检查一定要在被检查者体表或探头表面涂抹耦合剂,其作用主要有3个:①填充空气层:使人体组织和探头有相近的声阻抗,从而减少反射和散射。有了耦合剂,探头和皮肤之间就没有或较少有空气的干扰,超声波可以自如地进出人体。②保护探头:探头表面是由硅橡胶制成,容易受到摩擦、污染或化学物质的损伤。耦合剂,尤其是无菌耦合剂,可以起到润滑、清洁和隔离的作用,延长探头的使用寿命。③调节温度:由于超声波在传播过程中会产生热量,如果没有耦合剂,探头表面可能会出现过热或冷却不均匀,影响图像质量。耦合剂可以起到散热、保温和缓冲的作用等。

**2. 超声图像是怎么形成的?**

超声图像的形成是一个复杂的过程,简单来说就是探头发射出超声波,超声波在人体内传播并发生反射和散射,反射和散射的超声波被探头接收,最后转换为超声图像。超声图像上的"亮"与"暗"表示不同组织的声阻抗的差异，声阻抗差异越大，图像越"亮"；差异越小，图像越"暗"。

### 3. 如何解读彩色多普勒超声图像？

**答：** 简单来说，彩色多普勒超声就是在灰阶二维图像的基础上，叠加了彩色血流信号，是以二维图像为基础。如果二维图像不清晰，目标区域的血流信号将显示不佳，所以必须在较清晰的二维图像的基础上才能准确观察目标区域的血流信息。在解读彩色多普勒超声图像信息之前，需要观察图像左 / 右上角的彩色标尺，了解什么颜色代表朝向探头的血流运动，什么颜色代表背离探头的血流运动，然后再观察超声图像。在超声血流图像上血流颜色越亮，代表血流速度越快；颜色越暗淡，代表血流速度越缓慢；局部颜色越花，代表该处可能存在湍流或涡流（图 1.4.1）。

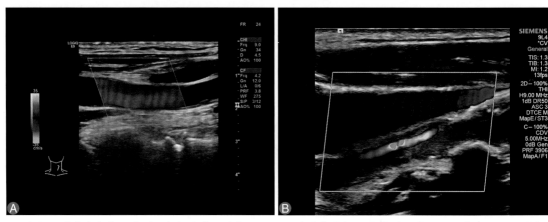

A. 左侧颈动脉内彩色血流图，根据彩色血流标尺可见血流是朝向探头方向的，所以用红色表示；B. 右侧颈内动脉局部管腔狭窄，血流较花，提示该处血流速度较快，证实存在动脉狭窄。

**图1.4.1 彩色多普勒超声声像**

### 4. 能不能通过彩色多普勒图像初步判断血流速度的快和慢？

**答：** 可以，因为彩色多普勒是反映目标区域的平均血流速度，如果血流速度越快，其色彩越明亮；血流速度越慢，其色彩越暗淡。如果彩色血流速度超过一定的数值，其彩色可以出现混叠现象，即在高流速区出现反向的血流颜色。此时需要注意与涡流或湍流鉴别：高流速区出现混叠时，两种方向相反的颜色之间紧密结合；而涡流或湍流时，两种方向相反的颜色之间可以出现黑色，表示该区域出现正向和反向流速相互抵消，平均流速为零（图 1.4.2）。

### 5. 在彩色多普勒超声图像上有血流信号的地方一定是血管吗？

**答：** 不一定。只要在超声图像上有位移差或移动的组织或液体都可以出现血流信号，特别是某些囊性肿块在超声探头施加一定压力或被检查者体位改变后，可以在其内部出现假性血流信号，在减轻探头施加的压力或体位改变一段时间之后该血流信号就会消失。也可以进行频谱多普勒采集进行鉴别，在非血管内进行频谱多普勒检查时，采集不到正常的动脉或静脉血流频谱，整个频谱形态呈不规则的毛刺样（图1.4.3）。

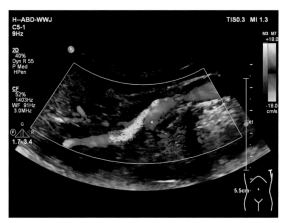

图1.4.2 左侧颈内动脉局部管腔变细，可见花色血流信号，周边组织可见彩色闪烁伪像，说明该处存在狭窄，流速较快

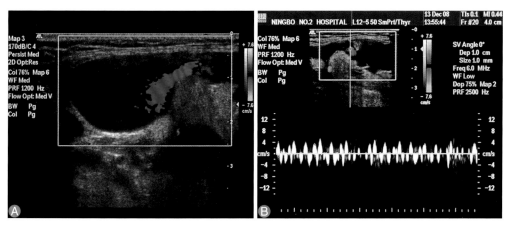

A. 左侧颌下可见一无回声区，边界清，形态规则，彩色多普勒提示内部似乎有血流信号；B. 频谱多普勒波形呈杂乱的毛刺状，术后病理提示为鳃裂囊肿。

图1.4.3 超声彩色多普勒伪像

**6. 如何解读频谱多普勒图像？**

（答）：频谱多普勒可连续显示不同时期的血流速度和状态，X轴为时间，Y轴为流速，整个频谱形态可以提示血流的状态。频窗消失，说明目标血管存在涡流；频带增宽，说明目标取样容积内的血流速度分布范围较大；动脉血管收缩期快速达到峰值，说明其血流较通畅，加速时间短；静脉血管的流速随着时间有快和慢波动，说明静脉存在时相性，静脉血流通畅（图1.4.4）。

**7. 阻力指数可以大于1吗？**

（答）：可以。阻力指数的计算方法是（收缩期峰值流速－舒张末期流速）/收缩期峰值流速，下肢动脉舒张末期血流可能为反向，流速为负值，这时的阻力指数就大于1。

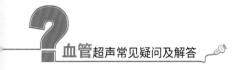

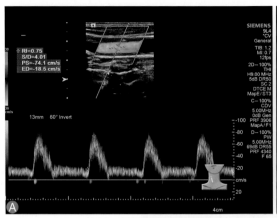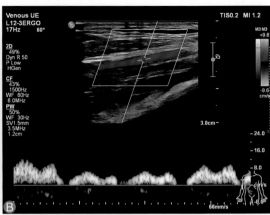

A. 右侧颈动脉血流频谱；B. 右侧肱静脉血流频谱。

**图1.4.4　频谱多普勒超声声像**

### 8. 彩色多普勒和频谱多普勒有何不同？

 　彩色多普勒和频谱多普勒是血管超声检查所必需的两种超声检查技术，相互补充，缺一不可。两种超声技术有以下几点不同：①彩色多普勒同时检测一组扫描线上多个采样点的血流速度和方向，频谱多普勒仅限于检测沿着单条线在某一深度的血流速度和方向。②彩色多普勒用不同的颜色显示血流的平均速度和方向，一般红色代表血流朝向探头，蓝色表示血流远离探头。频谱多普勒用图形表示血流随时间的变化，可以显示和测量血流动力学的各项指标，如峰值流速和平均流速等。③频谱多普勒较彩色多普勒对血流敏感，当彩色多普勒图像上未显示血流时，频谱多普勒还是有可能测出血流频谱的。

### 9. 如何解读 M 型超声图像？

　M 是运动（motion）的意思，它是指二维图像那条取样线上所有组织的相对位置随时间而变化的一种显示方式。Y 轴表示探测的深度，X 轴表示时间，M 型超声图像表示取样线上所有组织随时间变化而发生的运动曲线（图 1.4.5）。

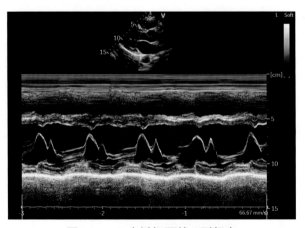

**图1.4.5　二尖瓣切面的M型超声**

**10. 血管超声与 CTA、MRA 有何不同？**

 血管超声与 CTA、MRA 相比，除了具有无创、价廉、方便等优势外，还可以实时、动态地观察血流及准确测量血流动力学的各项定性定量指标，同时可以让被检查者配合做各种动作，以实时观察其血流变化、进行功能性评价，这个是 CTA 和 MRA 无法实现的。此外，超声检查时间一般比较短，仪器携带方便，比较适合血管高危人群的筛查、诊断和疗效评价。

**11. 动脉和静脉管壁结构有何不同？**

静脉管壁结构和动脉相似，也分为内膜、中层和外膜三层。与相应的动脉比较，静脉管壁较薄、柔软、弹性小，尤其是中层更为明显，超声下三层膜间的界线显示不如动脉清楚（图 1.4.6）。

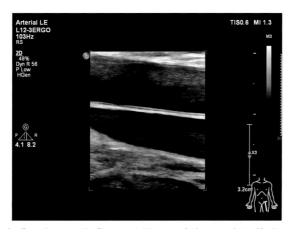

图1.4.6 上方为动脉，内膜、中层和外膜三层结构显示清晰；下方为静脉，内膜、中层和外膜三层显示不清

**12. 动脉分为哪三型？**

根据动脉管腔大小和管壁结构不同，一般将动脉分为弹性大动脉、肌性中动脉和细小动脉三种类型。它们的主要区别在于管壁中层的弹力组织和平滑肌数量不同。弹性大动脉主要包括主动脉、肺动脉主干及其发出的最大分支近段；肌性中动脉包括大动脉分支，如股动脉、腋动脉、颈动脉分叉的远段和动脉树上的其他动脉；细小动脉又称为阻力血管，是指直径小于 2 mm 以下的小动脉，中层绝大部分是由平滑肌纤维所组成，弹性较小，但收缩力较强。

**13. 为什么较肥胖的患者在行血管超声检查时，常常出现血管血流图像比较模糊，尤其是深部的血管常常无法辨认？**

这是由于声束遇到厚层脂肪、肌肉时，会发生散射伪像，尤其是脂肪具有强散射的特征，数量越多，对超声造成的散射也越强烈。在脂肪肝扫查中，肝内血管显示不清，后方可见衰减亦是该原因。

**14. 为什么有时候血管腔内会出现云雾状的回声？**

**答：**当超声波遇到红细胞时，会产生散射，但是由于散在分布的红细胞个体的散射强度远远低于周围的软组织，在超声检查时几乎忽略不计，血液在超声上呈无回声。而当出现导致血流缓慢的各种原因时，血液中分散的红细胞就会聚集、叠连在一起，会导致其体积及散射截面的突然增加，使得返回超声探头的散射信号大大增强，而超声仪器则可以捕捉到这种信号，在图像上就表现为血管腔内云雾状的回声。血沉密切反映红细胞聚集的程度，任何导致血沉加快的疾病都能导致体内红细胞聚集和叠连。超声检查过程中如发现心血管腔内的"云雾"现象（"自发显影"现象），超声检查医生应该积极寻找导致该现象形成的病理或生理性原因（如相关炎症、恶性肿瘤或者导致血流淤滞或缓慢的因素），并提醒临床医生积极干预，避免或预防血栓形成（图1.4.7）。

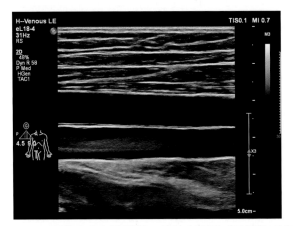

图1.4.7 股静脉内血流缓慢，管腔内可见"云雾"现象

**15. 为什么血管内会出现类似膜样回声的线状伪像？**

**答：**正常的升主动脉内有时可见类似膜样回声的线状伪像，或者是颈总动脉的假内膜样回声，这是主动脉壁与肺动脉壁引起的多重反射或者旁瓣效应所产生的伪像，或者是颈总动脉的外膜面反射体相邻的颈内静脉壁产生的伪像，利用M型超声及彩色多普勒超声可有效鉴别。剥离的内膜随血液流动而飘动，而伪像则表现与血管壁一致的活动；另外主动脉夹层中真腔大于假腔的血流速度，两个腔内血流图像不一致，而伪像时则表现为一致的血流图像，进行PW检查时，同一水平段的血管腔内流速及频谱形态基本一致（图1.4.8）。

**16. 为什么在进行血管彩色多普勒超声扫查时，彩色血流信号会溢出到血管外？**

**答：**一般是由于彩色增益过高或者血流速度标尺过低引起的彩色血流信号过高，超出正常血管管壁，引起血流假性增宽，一般降低彩色增益或者降低血流速度标尺，能改善此情况（图1.4.9）。

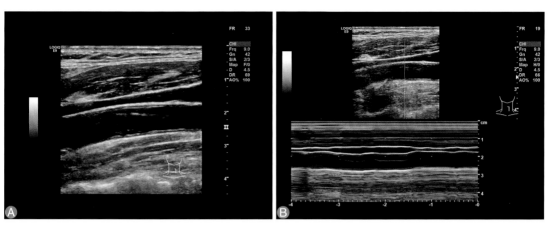

A. 左侧颈总动脉管腔内似有内膜样回声漂浮；B.M 型超声显示管腔内的内膜样结构与血管壁运动一致，考虑为伪像。

图1.4.8　血管内线状伪像的声像

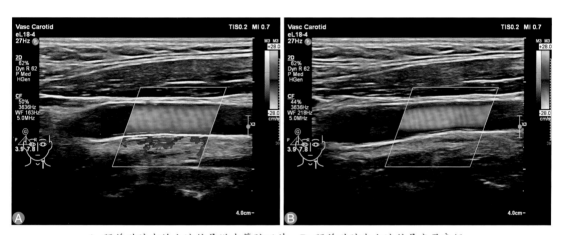

A. 颈总动脉内的血流信号溢出管腔以外；B. 颈总动脉内血流信号充盈良好。

图1.4.9　彩色多普勒溢出伪像

**17. 为什么彩色多普勒超声图像中红色血液不一定是动脉、蓝色不一定是静脉?**

目前彩色多普勒血流成像系统多采用国际照明委员会规定的由红、绿、蓝三种基本颜色构成的彩色图，其他颜色是由这三种颜色混合而成。规定血流的方向用红和蓝表示，一般朝向探头运动的血流颜色用红色表示，远离探头运动的血流颜色用蓝色表示，正向湍流的颜色由红色和绿色两种颜色的混合色（接近黄色）表示，而反向湍流的颜色由蓝色和绿色两种颜色的混合色（接近深青色）表示。而且还规定血流的速度与红、蓝两种颜色的亮度成正比。颜色仅代表血流的方向，并不代表血液的性质或血氧饱和度情况。此外，并不是所有的红色均代表朝向探头、蓝色均代表背离探头，有时可能超声医生不小心触碰到"invert"按键或者调节取样框方向时仪器自动转换颜色，所以评价血流方向时一定要观察一下图像上面的彩色标识，哪个颜色在上面就代表这个颜色是朝向探头，哪个颜色在下面就表示这个颜色是背离探头，只有这样才能准确评价血流的方向（图 1.4.10）。

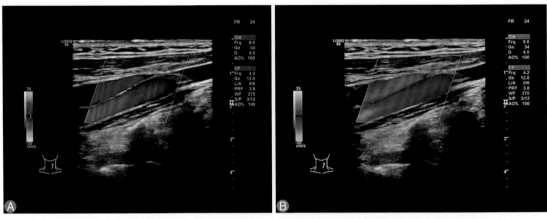

图1.4.10 同一段血管，因为血流标识不同而动脉和静脉的血流颜色完全不同

### 18. 为什么在进行同一条血管彩色多普勒超声检查时，一段为红色，一段为蓝色？

**答**：彩色多普勒上显示血管内血流的颜色仅代表血流方向与超声探头的相对关系，一般朝向探头的血流为红色（或蓝色），背离探头的血流为蓝色（或红色）。如果某一条血管走行比较迂曲，那就会出现同一条血管内一段血流朝向探头，一段血流背离探头，从而出现一段为红色，一段为蓝色（图 1.4.11）。

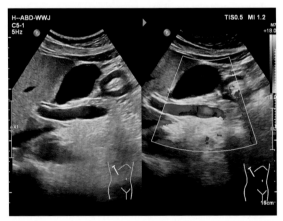

同样是门静脉的管腔，却出现一段血流是红色，一段血流是蓝色，这种现象主要与门静脉走行有关。

图1.4.11 门静脉的血流

### 19. 彩色多普勒和能量多普勒有什么区别，各自有什么优劣势？

**答**：彩色多普勒以红细胞的运动速度为基础，用彩色信号对血流进行显像。能量多普勒是以红细胞散射能量（功率）的总积分进行彩色编码显示。能量多普勒是一种相对较新的技术，忽略了流体的速度，改为简单估计从整个扫描场检测到的多普勒信号的强度 / 幅度，因此它对相对流向不敏感，也不能给出速度的绝对值，只以彩色给出多普勒信号的强度。与彩色多普勒相比，能量多普勒的优势在于对流动状态更敏感、可显示平均速度为零的灌注区、忽略角度效应（除非角度接近 90°）、不会发生混叠效应等。能量多普勒的强度是传统多普勒的 3 倍，特别适用于小型、低速血管，譬如肾脏、大脑等潜在缺血区域。但能量多普勒也存在以下不足：首先，它不能直观地显示血流性质，也不能显示血流方向；其次，容易出现来自组织运动的闪烁伪像，尤其病灶位于肝左叶时易受心脏搏动的影响及靠近膈顶部肺气的影响；最后，肥胖体形者的血流信号及深部的血流信号也难以显示。

### 20.B-flow 血流成像与 CDFI 有何不同？

（答）：B-flow 血流成像（简称 B-flow）是一种较新的超声血流成像模式，它是用灰阶超声模式来显示血流，血流和周围的组织结构均采用灰阶图像显示，并不是多普勒方法。其基本工作原理为向运动血细胞发送和接收数字编码的宽带脉冲波，对回声信号进行解码和滤波处理，增加检测散射信号的敏感性，将血流与组织区分开来。该技术不能提供速度或频移信息，不能进行频谱分析，是一种纯视觉、非定量的血流显示方法。彩色多普勒超声（color doppler flow imaging，CDFI）是利用红细胞与超声波之间的多普勒效应实现显像的，它把所得的血流信息经相位检测、自相关处理、彩色灰阶编码，把平均血流速度资料以彩色显示，并将其组合，叠加显示在 B 型灰阶图像上。CDFI 受声波方向和血流方向的夹角影响，对于低速血流的测量较困难。而因为 B-flow 不是多普勒成像方法，不受声速、角度影响，不存在 CDFI 的溢出或血流信号过度放大问题，且也不会降低灰阶图像的空间或时间分辨率，弥补了 CDFI 容易造成血管壁和斑块显示不清的问题。

### 21. 为什么血管狭窄处会出现花色血流信号？

（答）：在应用彩色多普勒进行血管扫查时，一般朝向探头的血流呈红色，背离探头的血流呈蓝色，彩色多普勒信号强度可以粗略反映血流的快慢，彩色信号明亮说明血流速度快，彩色信号暗淡说明血流速度慢。正常血管腔的血流一般为层流，彩色血流信号显示比较均匀，呈中央部亮度高、近管壁处亮度低的彩色信号。而狭窄血管的狭窄处血流速度变快，一般为湍流，流速超过一定范围后出现彩色混叠，所以会显示五彩镶嵌样的血流信号，也可以利用这个特征性超声征象快速地寻找到动脉最狭窄的部位（图 1.4.12）。

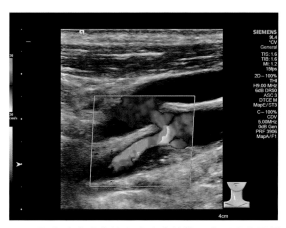

图1.4.12　颈内动脉狭窄处血流速度较快，出现彩色混叠现象

**22. 如何鉴别血管内花色血流是湍流还是混叠现象？**

答：血管重度狭窄时出现湍流，意味着红细胞通过狭窄的血管腔时，产生了运动速度高低不均、血流方向不同的紊乱血流，且血流速度分布范围扩大，从负向的最大血流速度到零，再从零到正向的最大血流速度，各种大小的流速具有持续性。在彩色多普勒图像上重度血管狭窄出现的湍流表现为五彩镶嵌样血流信号，在两种色彩相邻处有一条黑线，代表血流速度为零，它表示不同方向的血流之间有速度为零的血流存在。

混叠现象是血流速度超过超声仪器设置的流速值时出现的现象，在彩色多普勒图像中红蓝两种色彩交界处无黑线。因为此时红色变为蓝色或蓝色变为红色表示血流速度大于超声仪器设置的流速值，从相反方向"借"颜色来显示较高的血流速度，两种颜色代表的血流之间无零速血流，所以无黑线。

湍流一般出现在重度动脉狭窄、动静脉瘘、动脉夹层等疾病中，一般均存在高速血流，因此必然也存在高速血流对应的混叠现象。彩色多普勒超声检查时，不同彩色交界处可能有黑线，也可能无黑线（图1.4.13）。

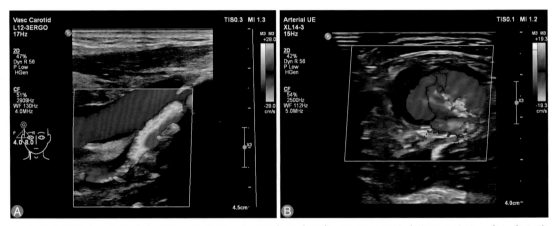

A. 动脉局部狭窄，流速升高超过一定范围，出现彩色混叠现象；B. 假性动脉瘤内可见湍流，在红色和蓝色之间可见黑线，说明黑线处平均流速为 0。

**图1.4.13　血管内的花色血流声像**

**23. 进行外周血管频谱多普勒检测时，为什么超声束与血流方向夹角要 < 60°？**

答：主要基于多普勒公式，$f_d=2Vcos\theta f_0/c$（$f_d$ 为多普勒频移，V 为反射体的运动速度，θ 为声束与血流方向之间的夹角，$f_0$ 为探头发射频率，c 为声速）。在理想情况下，相对于传感器，血液流动的方向和声束夹角为 45° ~ 60°，在这个范围内，速度和多普勒频移之间存在线性关系。当 θ=90° 时，cosθ=0，$f_d$=0。所以当角度接近 90° 时，计算速度接近于 0。

**24. 为什么多普勒角度并不是总以血管走行为参考？**

答：在平直走行的正常动脉，最高血流速度在动脉中轴线，多普勒角度校正以血管的走行为参考标准，与血管平行即可。在动脉重度狭窄时，由于动脉粥样硬化斑块多为非对称性，血流束的方向往往与血管并不平行。此时，角度校正应以血流束最狭窄处的血流束长轴为参考标准，多普勒角度与之平行，而不是与血管平行。

**25. 阻力指数、搏动指数及 S/D 比值是频谱多普勒中反映末梢血管血流阻力最常用的 3 个数值，为什么他们应用的范围跟条件都不一样？分别代表什么意义？**

答：阻力指数（resistance index，RI）、搏动指数（pulsatility index，PI）及 S/D 比值是频谱多普勒超声中最常测量的 3 个数值，可反映末梢血管的血流阻力，从而间接判断局部组织的血流灌注情况，对疾病的诊断有重要的价值。首先我们应该了解频谱多普勒测量的几个参数：Vd：血流舒张末期流速；Vs：血流收缩期峰值流速。这两个值都可以通过频谱多普勒直接测量得出；Vm：平均速度，是一个周期内各点流速的平均值，这个值可以利用机器选取一个心动周期的曲线包络，机器自动对其进行积分算出 Vm。RI=（Vs − Vd）/Vs，反映的是检测出血液流动时所遇到的远端阻力情况。RI 小，说明血管远端阻力低，反之说明血管远端阻力高。需要注意的是，当舒张末期为正向血流时，RI < 1；当舒张末期血流反向时，此时测量的 RI > 1。PI=（Vs − Vd）/Vm，PI 同样反映血流阻力大小，和 RI 不同的是，其反映的是整个心动周期的血流阻力情况，而 RI 仅能反映某一点的血流阻力值，故在进行脑血流检测时使用的是 PI 而非 RI。S/D=Vs/Vd，同样反映血流阻力情况，主要反映的是收缩期峰值流速和舒张末期流速，不能反映整个心动周期的平均流速，主要用于脐动脉的测量。RI 与 S/D 不同的是 RI 值主要取决于 Vd，还可以反映 Vd 是否存在、是否有反向血流。

**26. 为什么频谱多普勒会采集到双向非对称的血流频谱？**

答：频谱多普勒采集到双向非对称的血流信号一般说明取样容积内有两个不同方向的血流，该处可能存在涡流，可以出现在动脉分叉处、血管走行迂曲处、动脉瘤和狭窄血管的远端（图 1.4.14）。

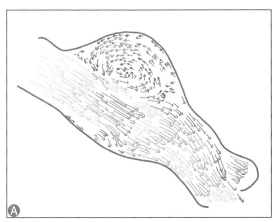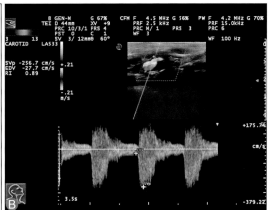

A. 动脉瘤内血流流体力学示意图，显示为动脉瘤内方向相反的血液流动；B. 右侧颈内动脉狭窄远端的血流频谱图，基线两侧出现双向非对称的血流频谱。

**图1.4.14　频谱多普勒出现双向非对称频谱的原因**

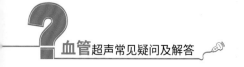

### 27. 脉冲波多普勒和连续波多普勒有何不同？日常工作中如何选择？

**答：** 简而言之，脉冲波多普勒（pulsed wave Doppler，PW）可以准确测量指定目标的相对低流速，连续波多普勒（continuous wave Doppler，CW）可以测量高流速；PW具有距离选通功能，即可以知道这个流速是具体哪个位置的血流数值，CW无距离选通功能，仅能了解所测得的流速是这条取样线上的最大流速。日常工作中，一般都是使用PW进行血流流速的测量，如果需要测量动静脉瘘、假性动脉瘤、心脏瓣膜反流或狭窄、异常的心内分流等高流速时，则可选择CW（图1.4.15）。

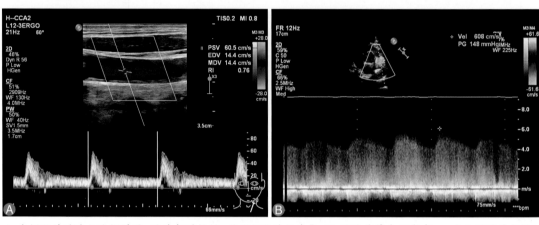

A. 左侧颈总动脉血流频谱图，流速相对较低，使用PW进行采集；B. 动脉导管未闭患者，心内分流流速较快，使用CW进行采集。

**图1.4.15 PW和CW的超声声像**

### 28. 在进行频谱多普勒测量血流速度时，为什么低速血流测量应使用PW，而高速血流应使用CW？

**答：** PW发射与接收的超声波均为间断脉冲式，显示声束上某一深度的血流速度、方向和性质。PW的优点是有距离选通，可定点测定某一小块区域的瞬时血流频谱。但是，PW也有一个致命缺陷，那就是它在测量流速时会遇到"天花板"（奈奎斯特频率极限），也就是说当血流速度超过一定范围后，它的频谱就会出现折返（即混叠现象），无法准确测得其最高流速。CW发射与接收的超声波均为连续性，是整个声束通道上全部血流信号的总和。CW速度分辨率强，其频谱可反映高速血流的速度，不受尼奎斯特频率的影响，所以测量低速血流使用PW，测量高速血流采用CW。

### 29. 为什么测高速血流时只能用连续波多普勒才能准确测量其流速？

**答：** PW是超声探头沿某一固定方向发射接收超声波，即在一条超声声束线获取图像，将这条声束线的射频信号进行正交解调，从而获取视频信号，在这条声束线某一部分取样（取样容积SV），采集视频信息，进行傅立叶变换，从而获取频移信号。与二维超声成像不同之处是它在选择性的时间延迟后才接收一定时间范围的回声信号，它所分析的是血细胞散射信号的频移成分，并以灰阶的方式显示出来，在时间轴（横轴）上加以展开，以观察这种频移与时间的变化关系。脉冲波多普勒成像技术的发射与接收是在脉冲重复的情况下进行的，具有脉冲重复频率PRF，故此定名为脉冲波多普勒。但它受到奈奎斯特频率极限的限制，即最大可测多普勒频移为1/2 PRF，超出这个值就会出现混叠现象。

CW是连续地发射和接收超声波的一种多普勒成像技术，分别用不同的晶片发射和接收，这样最大可测多普勒频移不受奈奎斯特频率极限限制，但所获得的速度信息是整个超声扫描线上运动物体的回声信号，因此无法确定声束内回声信号的深度来源，不具定位能力。通常是超声探头在两个不同区域同时发挥作用来获得有关血流信息。一个探头在一个区域发射频率及振幅恒定不变的超声波时，而另一个探头在另一个区域接收其反射波。

CW不能提供距离信息，即不具有距离选通性，不受深度限制，能测深部血流，一般无混叠现象，可测高速血流。在取样线上有符号标记，其符号仅表示波束发射声束与接受声束的焦点，或声束与血流的焦点，并不表示取样深度；PW具有距离选通能力，可设定取样容积的尺寸，并调节其深度、位置，利用发射与反射的间隙接受频移信号，测值相对准确，但检查深部和高速血流受到限制，并受脉冲重复频率的影响（图1.4.16）。

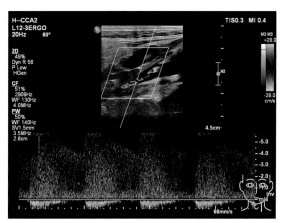

图1.4.16　左侧颈内动脉狭窄处高流速超过PW的测量范围，出现频谱混叠现象，无法准确测量狭窄处最大流速

### 30. 为什么PW提示湍流，血管不一定存在病变？

**答：** 虽然湍流常见于血管病变处，但在正常血管中也会出现这种情况。血管走行迂曲、直角扭转，以及动脉分叉处都可以产生血流紊乱；频谱采集方法不准确，多普勒频谱频带也会增宽，也会误认为有湍流（图1.4.17）。

### 31. 为什么PW的取样容积越大，频谱的宽度越宽？

**答：** 正常血管腔内的血液呈层流状态，越靠近管腔中央的流速越高，越靠近血管壁处的流速越低。PW是将取样容积里面的血流速度范围和分布情况直接反映在频谱上，取样容积内的速度范围越广，频谱的宽度越宽，甚至可以出现频窗消失。在采集正常血管的血流速度时，一般选择的取样容积为目标血管管径的1/3～1/2，动脉狭窄、测量肾动脉或目标血管搏动较明显时，为了准确测量其流速，可以适当选择较大的取样容积（图1.4.18）。

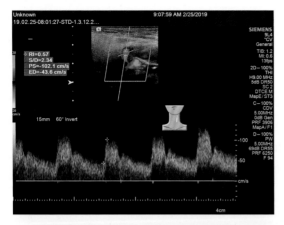

图1.4.17　左侧颈内动脉走行迂曲，迂曲处血流紊乱，呈湍流样改变，频带增宽

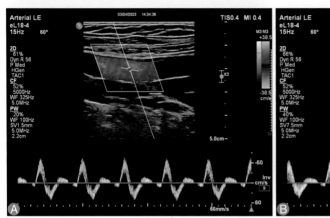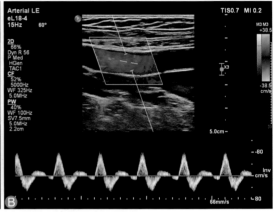

A.频谱多普勒取样容积大小适中，频宽较窄，有频窗；B.频谱多普勒取样容积过大，频宽增宽，频窗消失。

图1.4.18　不同大小取样容积的频谱多普勒声像

**32. 频谱多普勒为什么会出现频窗消失？**

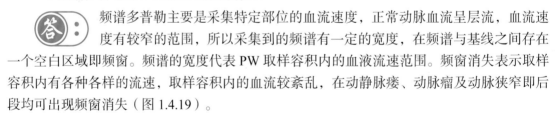　频谱多普勒主要是采集特定部位的血流速度，正常动脉血流呈层流，血流速度有较窄的范围，所以采集到的频谱有一定的宽度，在频谱与基线之间存在一个空白区域即频窗。频谱的宽度代表 PW 取样容积内的血液流速范围。频窗消失表示取样容积内有各种各样的流速，取样容积内的血流较紊乱，在动静脉瘘、动脉瘤及动脉狭窄即后段均可出现频窗消失（图 1.4.19）。

**33. 为什么在进行血流频谱多普勒采集时，有的频谱形态看起来像是"实心"的，而有的看起来像是"空心"的？**

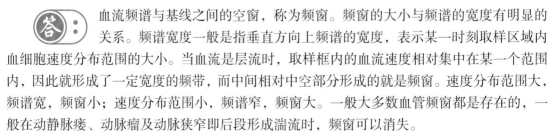　血流频谱与基线之间的空窗，称为频窗。频窗的大小与频谱的宽度有明显的关系。频谱宽度一般是指垂直方向上频谱的宽度，表示某一时刻取样区域内血细胞速度分布范围的大小。当血流是层流时，取样框内的血流速度相对集中在某一个范围内，因此就形成了一定宽度的频带，而中间相对中空部分形成的就是频窗。速度分布范围大，频谱宽，频窗小；速度分布范围小，频谱窄，频窗大。一般大多数血管频窗都是存在的，一般在动静脉瘘、动脉瘤及动脉狭窄即后段形成湍流时，频窗可以消失。

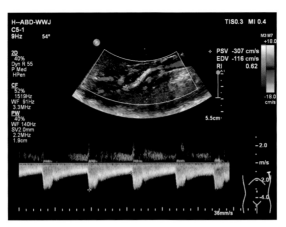

图1.4.19　左侧颈内动脉狭窄即后段血流频谱，频窗消失

**34. 为什么在相同增益的条件下进行频谱多普勒采集时，有些血流频谱比较亮，而有些血流频谱比较暗？**

　血流频谱的亮与暗代表某一时刻取样容积内相同速度的红细胞的数量。相同速度的红细胞数目多，散射回声强，则频谱亮；相同速度的红细胞数目少，散射回声弱，则频谱暗。

**35. 为什么近动脉管壁处会出现逆向血流？**

　当血液为稳定流动时，压强差与流阻相平衡，速度分布为抛物线形。当血流加速时，流体的两端压强逐渐增大，黏性摩擦力的作用不断减弱，边界层越来越薄，出现平坦化的血流分布，呈活塞型；当血流减速时，液体的两端压强差逐渐减小，黏性摩擦力的作用不断增强，边界层越来越厚，近管壁处甚至出现逆向血流，出现尖峰形的流速分布（图 1.4.20）。

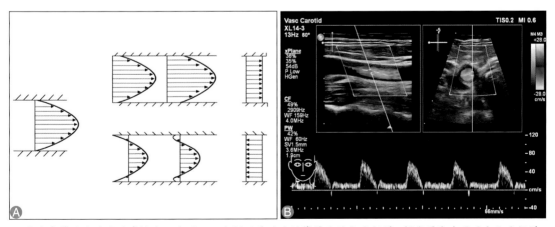

A.液体在管腔内的黏性摩擦力示意图；B.右侧颈总动脉近管壁处的血流频谱，舒张早期出现反向血流频谱。

图1.4.20　血液的黏性摩擦力示意图及超声声像

**36. 如何确认分流和反流通道的空间位置与数量？**

 不论是分流还是反流，都是因为两边的压力存在差异才会产生。压力相差比较大时，血液会从高压侧流向低压侧，而这异常血流起源部位的流体会聚成较窄的高速度血流，其可表现为射流（如室间隔缺损、动脉导管未闭和主动脉瓣关闭不全），故可以通过血流会聚点来确认分流和反流通道的空间位置与数量。

**37. 什么是轴流？什么是边流？**

 正常情况下，血液在血管内沿着与管轴平行的方向做平滑的直线运动，称为层流。血管中轴血液的流速较快，称为轴流，越靠近血管壁血流速度越慢，称为边流。

**38. 为什么同样是涡流但血流频谱形态却不同？**

 涡流分为生理性和病理性。生理性涡流（多见于主干血管的分支水平）的特征：血流速度正常，在频谱收缩早期出现，低振幅，持续时间短，无粗糙血流声频，是分布于基线水平的多普勒血流信号。病理性涡流的特征：血流速度异常升高，涡流主要分布于频谱的收缩期，并可持续至舒张早期，为宽带型，对称分布于基线上下方的低频率、高强度伴粗糙血流音频的多普勒信号。

**39. 为什么出现乐性杂音不一定是血管重度狭窄？**

 乐性杂音是指多普勒声频紊乱伴低钝粗糙声频信号，甚至出现哮鸣音样血管杂音，其特征为血流速度异常升高，在频谱收缩期对称分布于基线上下方的线条样高强度多普勒信号。常见于重度脑动脉硬化、脑血管痉挛、动静脉畸形和开窗畸形等情况，所以不能一出现乐性杂音就诊断血管重度狭窄。

**40. 什么是敲击波？**

 敲击波又叫钉子波或敲桩样频谱，在频谱多普勒上表现为收缩期一小的冲击波，舒张期没有血流信号。敲击波是一种典型的高阻型频谱，以舒张期血流明显减少甚至在舒张早期出现轻微的反流为特征，频谱速度低，持续时间短。这种血流频谱通常见于动脉远端完全闭塞的血管，此类频谱也是动脉夹层的一种重要征象，可以用来帮助寻找剥离的动脉内膜瓣（图1.4.21）。

**41. 什么是双重脉？**

 双重脉是脉象学上的一个专用名词，是指在一个心动周期内可以感受到两个冲击峰。这一脉象在主动脉瓣狭窄伴关闭不全的情况下容易出现，也可以在严重的单纯主动脉瓣关闭不全患者和肥厚性心肌病患者中出现。双重脉通常可以在桡动脉、肱动脉和股动脉等位置触及，有时在颈动脉也可以触及。其频谱多普勒特征为在收缩的早晚期出现两个显著的波峰，两个峰之间为显著的收缩中期切迹。发生机制目前不明确，有人认为第一峰代表初期的高容量射血，伴随其后的是主动脉瓣关闭所引起的突然收缩中期减速；第二峰为潮汐波，是由于外周血管松弛扩张、主动脉回缩所致。还有一种观点认为是由快速大容量射血(左室前负荷增加)产生一过性回吸效应所致,这一效应导致收缩中期的血流回缩。双重脉主要见于主动脉瓣狭窄伴关闭不全、严重的单纯性主动脉瓣关闭不全和肥厚性梗阻型心肌病等情况（图1.4.22）。

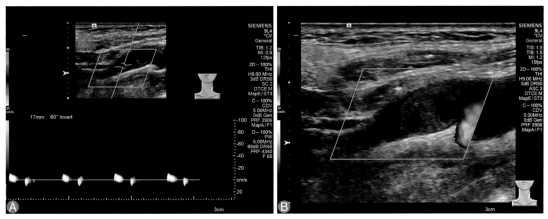

A. 颈动脉球部采集到敲击波频谱波形，收缩期频谱上升支陡峭，加速时间短；B. 颈内动脉闭塞，内未见血流信号。

图1.4.21　敲击波

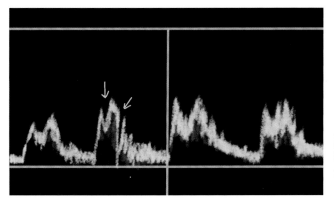

图1.4.22　双重脉频谱波形，垂直箭头为收缩中期有一个显著的血液回流形成的切迹，斜行箭头为主动脉关闭不全形成的重搏波切迹

### 42. 什么是水锤脉？与往返型频谱的区别是什么?

答：　水锤效应是指流体在流管内流动时，当流管远端的阀门突然关闭造成流管内血流压力瞬间增高并出现反流，从而对流管壁造成损害的一种现象。在频谱多普勒血流成像上，水锤脉主要表现为收缩期为正常的冲击波，整个舒张期为持续的低速反向血流。水锤脉在大血管（颈动脉、主动脉）出现通常提示主动脉瓣存在严重反流；肢体中等动脉出现水锤脉提示动脉远端严重狭窄或闭塞；在末梢小动脉出现通常是由于动脉痉挛。往返型频谱主要见于假性动脉瘤，频谱多普勒上主要表现为收缩期为高速的喷射样血流进入瘤腔内，舒张期的高速血流为瘤腔内血流射出。水锤脉与往返型频谱的主要区别为：①前者出现在动脉管腔内，后者主要在动脉管腔外，特别是假性动脉瘤的瘤颈；②前者收缩期为正常速度的血流，后者收缩期流速明显增高；③前者舒张期为低速的持续血流，后者舒张期表现为高速的喷射样血流（图1.4.23）。

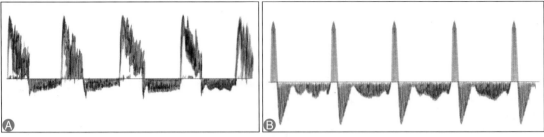

A. 水锤脉频谱波形，收缩期为正常冲击波，整个舒张期为持续低速反向血流；B. 往返型频谱波形，收缩期为高速喷射样血流进入瘤腔，舒张期亦为高速血流从瘤腔射出。

**图1.4.23 水锤脉与往返型频谱**

**43. 有哪些生理因素会对血流速度产生影响？**

**答：** 生理因素会对流速产生比较大的影响，除了年龄外，还有性别（10 岁以后，女性高于男性）、二氧化碳分压（增高时，血流速度会增快）、平均动脉压（增高时，血流速度会增快）和血细胞比容（减低时，血流速度会增快）等。

**44. 为什么在行血管超声检查前被检查者最好不要空腹且需保持安静 5 分钟以上？**

**答：** 血管超声检查除了观察血管管腔和管壁的情况之外，还需要观察血流动力学情况。如果检查前剧烈运动、饮酒和喝咖啡，均可能导致血流变快，影响检查结果。此外，检查前最好正常饮食、适当喝水，以减少血流的黏滞度，尤其是在行 TCD 和 TCCS 检查时尤为重要。

**45. 为什么超声观察动脉粥样硬化时测量的是动脉内 - 中膜厚度，而不是内膜厚度？**

**答：** 众所周知，动脉粥样硬化的主要病变在内膜层，而非中膜层，那么为什么评价动脉粥样硬化情况时超声测量的是内 - 中膜厚度，而非内膜厚度呢？主要是由于内膜非常薄，测量标尺很难进行准确定位，同时存在一定的超声伪像干扰，此外超声图像上显示的"内膜"其实是内膜和管腔的交界面，以上这些因素都会使得超声测量时很难准确测量内膜厚度，而测量内 - 中膜厚度较单纯测量内膜厚度更加准确可靠，可重复性良好，能够减少测量误差。

**46. 为什么动脉分叉处容易形成斑块？**

**答：** 动脉分叉处血流紊乱，管壁容易受到冲击，使得动脉内膜受损，脂质等血液成分在该处沉积，最终形成斑块。

**47. 为什么在横切面上测量斑块的厚度较在纵切面上准确？**

**答：** 因为横切面可以准确观察斑块位置及最大厚度的切面，尤其是侧壁上的斑块，并可以对其厚度进行准确测量；纵切面上无法了解所观察的切面是不是斑块的真实最厚切面，偏心性斑块在纵切面上测量常常会出现测值偏小或偏大，特别是对于形态不规则的斑块，最好在横切面上进行测量（图 1.4.24）。

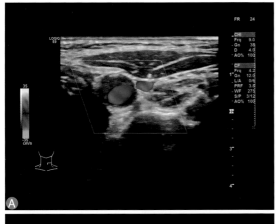
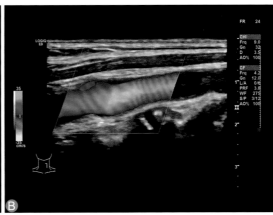
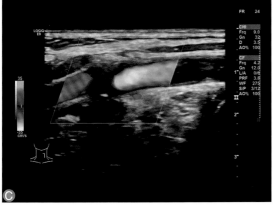

A. 动脉斑块横切面可以准确显示斑块的最厚处；B、C. 不同的纵切面显示斑块情况，存在漏诊、测值偏大或偏小情况。

图1.4.24　斑块在不同切面所显示的厚度不同

**48. 为什么斑块表面凹陷程度小于 2 mm 只能诊断斑块表面不规则而不能诊断为溃疡斑块？**

**答：** 国际上溃疡斑块的超声诊断标准为斑块表面凹陷的深度和表面纤维帽缺损的宽度均需大于或等于 2 mm，没有达到这个标准则只能诊断为斑块表面不规则。其实斑块表面不规则和斑块溃疡都是不稳定斑块的重要分型，均容易形成血栓，最后导致缺血性脑卒中（图 1.4.25）。

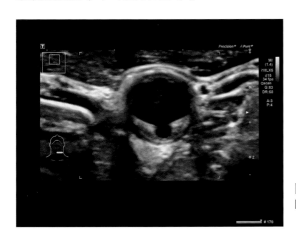

图1.4.25　左侧颈总动脉斑块，表面纤维帽中断，斑块表面凹陷的深度和表面纤维帽缺损的宽度均大于2 mm，考虑为溃疡型斑块

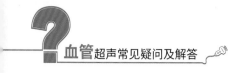

### 49. 为什么不能根据斑块的厚度判断狭窄程度?

答：不能根据斑块厚度来评价动脉狭窄程度有以下几点原因：①不同人的血管和不同血管的原始管径各不相同。对于原始管径 4.0 mm 的动脉来说，厚度为 3.0 mm 的斑块可能导致管腔中重度狭窄，但是同样厚度的斑块对于原始管径 5.0 mm 以上的动脉来说可能仅引起轻度狭窄。②动脉在动脉粥样硬化斑块形成初期会出现正性重构，斑块处管腔会增宽，后期随着动脉粥样硬化的进展，管腔又会出现负性重构。同样厚度的斑块，当管腔处于正性重构时可能不会造成管腔狭窄，但是当负性重构时可能就会引起狭窄（图 1.4.26）。

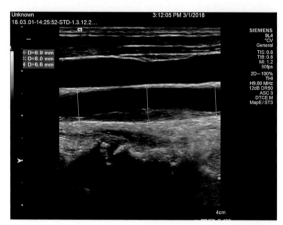

图1.4.26　颈动脉斑块处管腔正性重构，原始管径增宽

### 50. 在评估动脉狭窄程度时，为什么需要多种方法结合?

答：目前评价动脉狭窄程度的方法有直径狭窄率法、面积狭窄率法和流速估测法。直径狭窄率对于规则性斑块测量较准确，面积狭窄率对于偏心或不规则斑块评价狭窄程度较准确。但不论是直径狭窄率还是面积狭窄率的方法，如果狭窄部位的内膜面与血管腔的界面显示不清，直接会影响两者对动脉狭窄程度的准确判断。流速估测法对于小于 80% 的狭窄可以较准确地进行评价，但是随着狭窄程度的加重，狭窄处的峰值流速不升高反而降低，这会对狭窄程度的判断产生很大影响。故直径狭窄率法、面积狭窄率法和流速估测法这三个评价动脉狭窄程度的方法各有优缺点，需要将多种方法结合才能准确评价动脉的狭窄程度。

### 51. 在评估动脉狭窄程度时，为什么要计算收缩期峰值流速比值?

答：收缩期峰值流速比值主要是为了弥补不同患者之间或同一患者处于不同身体状态条件下，心功能、心率、血压及动脉壁顺应性差异造成的血流动力学差异。例如：心动过速会导致狭窄处收缩期峰值流速增高，而心功能不全会引起峰值流速降低。收缩期峰值流速比值是指狭窄处收缩期峰值流速与狭窄前或狭窄后正常段动脉收缩期峰值流速的比值，是以患者本身的生理状况作为参照，相当于以自身为"标准"，可以较准确地评价狭窄处的血流动力学异常程度。

## 52. 为什么狭窄即后段会出现湍流？

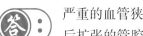严重的血管狭窄常常造成狭窄后管腔扩张，血流从狭窄的管腔突然流入狭窄后扩张的管腔，即狭窄即后段区域，其层流的血流模式被打破，血流变得不规则，从而出现湍流。在重度动脉狭窄时，狭窄即后段出现明显的涡流（或湍流），在频谱多普勒上表现为同时存在的双向血流，狭窄即后段血流紊乱以狭窄以远10 mm之内最显著。狭窄以远约20 mm处，血流流动的动能逐渐减弱，湍流血流信号逐渐降低，频宽变窄。在狭窄以远约30 mm处，血流恢复相对规则的层流模式，但这个长度范围并非固定不变。

## 53. 为什么血管狭窄近心段阻力高，远心段阻力低？

血管就像下水道一样，出现狭窄时血流会不通畅，狭窄近段的血流流至狭窄处会受堵，需要消耗更多的能量才能将血液流向远心段，故狭窄近心段阻力会升高。为了将血液顺利流向远心段，近心段需要花费较长的时间才能达到最高流速，将血液通过狭窄处流入远心段，故狭窄远心段血流频谱的达峰时间会延长。此外，狭窄远心段血流因远端管腔通畅，血流阻力明显减低，血液从相对较细的管腔流入相对较宽的管腔而出现血流紊乱，频谱形态不光整，有毛刺样改变（图1.4.27）。

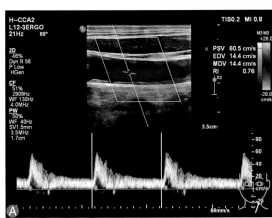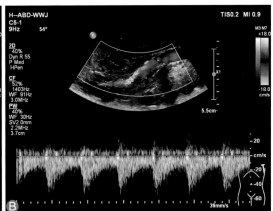

A. 左侧颈内动脉近心段狭窄，左侧颈总动脉阻力升高；B. 左侧颈内动脉狭窄远心段，血流频谱形态毛糙，呈相对低阻改变。

**图1.4.27 动脉狭窄近心段和远心段血流频谱**

## 54. 能不能通过动脉的频谱形态初步判断病变的位置？

可以。如果与健康人群或同名动脉血管相比，发现某段动脉血管的血流频谱形态异常，呈明显高阻改变，则其远心段可能存在中重度狭窄；如果频谱形态呈低速低搏动改变，加速时间延长，则可能其近心段存在中重度狭窄。根据动脉频谱形态的不同变化，可以分别对其远心段或近心段进一步扫查，就能查明频谱形态改变的原因（图1.4.28）。

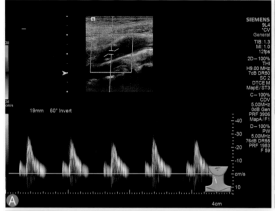 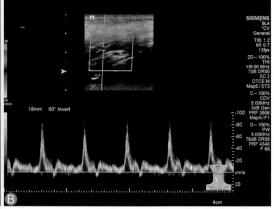

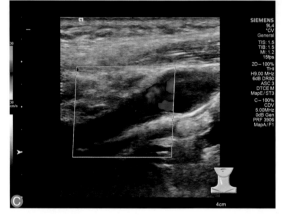

A. 右侧颈动脉球部的血流频谱形态异常，舒张期未
见明显血流信号；B. 右侧颈外动脉血流频谱形态正
常；C. 同一患者的颈内动脉近心段闭塞，未见明显
血流信号。

图1.4.28 通过血流频谱形态判断病变位置

### 55. 什么是"tardus parvus"？形成的原因是什么？

**答**："tardus parvus"是用来形容高度狭窄远心段动脉搏动性减弱的波形特征，"tardus"是指收缩峰到来得比较晚，"parvus"是指总体流速慢，不少学者将"tardus parvus"翻译成"小慢波"，这其实是不够准确的，最好将其描述为"低速低搏动样改变"。其形成一般是有以下3种原因：①血液从高度狭窄的管腔或细小侧支血管中慢慢地"挤出来"，而不是快速流经正常内径的管腔，因此收缩期达到峰值的时间延长，收缩期血流加速度减低；②动脉高度狭窄处管腔横截面积减小，通过血管的血流量减少，流速会降低，多普勒频谱整体上低于正常波形；③通过狭窄血管处的血流量减少，造成狭窄远心段组织的血流减少，毛细血管床明显代偿性开放、扩张，使外周阻力降低，狭窄远心段血管的整个舒张期内都有前向血液流动，甚至在正常情况下舒张期无前向血流的动脉（如下肢动脉）也会出现这种现象，故"低速低搏动样改变"频谱特征主要是由于近心段动脉高度狭窄或闭塞引起。超声检查过程中，发现"低速低搏动样改变"的特征频谱后，应该向近心段动脉追查，以找出具体的狭窄或闭塞的具体部位（图1.4.29）。

### 56. 为什么血管迂曲处血流速度不能作为动脉狭窄的诊断指征？

**答**：血管走行迂曲处破坏了其近心段血液层流的状态，使得局部流速明显升高，达到甚至超过动脉狭窄的流速标准，此时迂曲处的收缩期峰值流速就不能作为评价动脉狭窄的主要指征。通过二维和彩色多普勒观察迂曲处管腔通畅情况，有无动脉狭窄性病变和局部充盈缺损，以测量迂曲处动脉管径的直接狭窄率，为评价动脉狭窄程度的主要指标（图 1.4.30）。

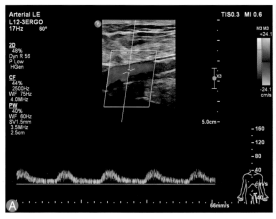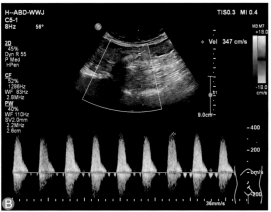

A. 左侧股总动脉频谱多普勒超声检查，频谱形态呈"低速低搏动样改变"，加速时间延长，考虑为髂动脉存在病变；B. 左侧髂外动脉局部重度狭窄，管腔变细，狭窄处最大收缩期峰值流速为 347 cm/s。

**图1.4.29　"tardus parvus"典型的频谱多普勒声像**

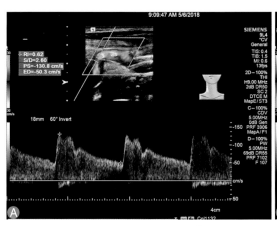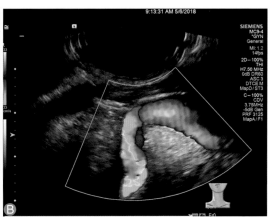

A. 右侧颈内动脉走行迂曲，局部流速高达 130.8 cm/s，达到颈内动脉中度狭窄的流速标准；B. 右侧颈内动脉内血流充盈良好，未见明显局部管腔狭窄和充盈缺损，结合彩色多普勒图像，流速升高考虑为走行迂曲所致，并不是局部狭窄所致。

**图1.4.30　血管走行迂曲对流速的影响**

**57. 为什么动脉狭窄处收缩期最大峰值流速和狭窄处收缩期最大峰值流速／狭窄近心段峰值流速的比值评价动脉狭窄程度会出现不一致？以哪个为准？**

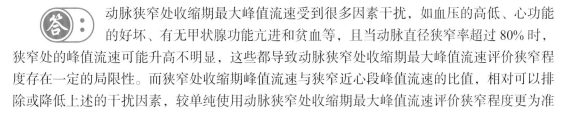

动脉狭窄处收缩期最大峰值流速受到很多因素干扰，如血压的高低、心功能的好坏、有无甲状腺功能亢进和贫血等，且当动脉直径狭窄率超过 80% 时，狭窄处的峰值流速可能升高不明显，这些都导致动脉狭窄处收缩期最大峰值流速评价狭窄程度存在一定的局限性。而狭窄处收缩期峰值流速与狭窄近心段峰值流速的比值，相对可以排除或降低上述的干扰因素，较单纯使用动脉狭窄处收缩期最大峰值流速评价狭窄程度更为准

确，当然还需要结合其他指标，如狭窄处的直径狭窄率和狭窄远心段的频谱形态有无改变等。

**58. 串联性动脉病变的诊断要注意什么？**

答：首先，串联性动脉病变是指同一根血管出现两处及以上的病变，而不同血管（如颅内血管和颅外血管）出现两处及以上的病变叫作联合病变。当出现两个病变时，首先要明确哪个是主要的病变，责任病变在哪里。狭窄程度的判断不能仅依靠狭窄处的流速来判断，需要联合狭窄处流速与狭窄前后流速的比值及狭窄后血流的频谱形态，根据这些指标联合判断。临床上一般先解决近段病变，开放近段后看远段情况如何，再决定是否处理。

**59. 如果动脉出现串联性病变，其远心段病变的狭窄程度该如何评价？**

答：串联病变远心段狭窄程度判断的处理上遵循：如果近段狭窄程度为轻 - 中度，远心段狭窄程度就按照常规狭窄标准进行诊断；如果近段狭窄程度是重度狭窄，其远心段狭窄程度需要在常规狭窄标准判断结果上再提升一个等级。

**60. 行动脉支架置入术一段时间后，在支架内表面出现的一层膜样结构是什么？**

答：动脉支架置入一段时间后，可见均匀回声的内膜组织穿过支架壁，沿着支架内腔生长，可表现为非常薄的一层组织沿支架生长，也可进展为狭窄，这层膜样结构就是肌内膜增生（myointimal hyperplasia），是血管及支架内膜对血管损伤的反应，导致内膜平滑肌细胞数目的增加，最终可导致支架处再狭窄（图 1.4.31）。

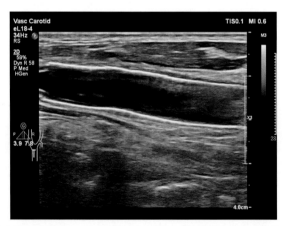

**图1.4.31　右侧颈总动脉支架术后，支架管壁上可见一层薄膜样结构附着，考虑为肌内膜增生**

**61. 为什么动脉管腔内支架断裂后比正常支架更容易发生内膜的增生？**

答：正常支架表面都会有一层保护膜或涂有药物，使得支架与动脉管壁之间不产生异物反应。如果支架发生断裂，断裂端不仅会刺激内膜增生，还可以使斑块内的脂质溢出，血栓形成，使得管腔再次狭窄，所以支架断裂后比正常支架造成管腔再次狭窄的速度快很多。

#### 62. 如何鉴别动脉支架置入术后的残余狭窄与再狭窄？

答： 支架置入术后残余狭窄是指支架在刚放入动脉时没有完全打开而出现的狭窄，如果1周内支架管腔内看到回声缺失，叫作斑块切割，属于残余狭窄；支架置入术后再狭窄发生于支架置入3个月以上，是由于内膜增生所致的管腔狭窄（图1.4.32）。因为内膜增生一般发生在3个月以后，内膜增生的位置主要集中在支架的远心端和近心端，即支架的入口处和出口处。残余狭窄是再狭窄的独立危险因素，如果3个月以内出现内膜增生再狭窄，应该考虑支架出现断裂。

支架断裂最多见于钙化型斑块，其是再狭窄的原因之一。支架断裂分为四型：一型为支架出现一处的支架内陷；二型为支架出现两处以上的支架内陷；三型为支架横断，但是没有移位；四型为支架断裂后移位。残余狭窄的主要原因是支架扩张不全和术后支架立刻断裂。

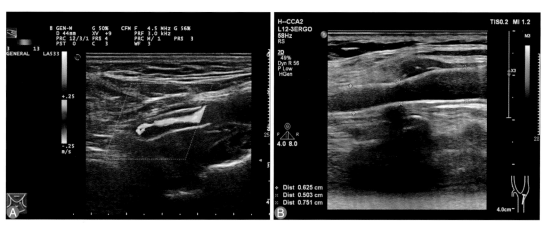

A.颈动脉支架置入术后1年，支架管腔内斑块形成，导致再狭窄；B.颈动脉支架置入术后1个月，支架中段未完全打开导致残余狭窄。

**图1.4.32 动脉支架置入术后狭窄的声像**

#### 63. 动脉管腔出现栓塞，栓塞物除了考虑来自心脏以外，还需要考虑到哪些其他来源？

答： 动脉管腔内出现外源性病变，除了考虑心脏来源的病变外，还需要咨询患者病史，如咨询其有无整形手术史，有时注射的脂肪等充填异物也会出现在动脉管腔里而出现栓塞。在下肢动脉栓塞中，股总动脉、腘动脉、髂总动脉是最常见的发生部位；在上肢动脉栓塞中，肱动脉近端最为常见。

#### 64. 如何鉴别动脉血栓和动脉粥样硬化斑块？

答： 如果动脉管腔内的异常回声具有一定活动度，那么是血栓的可能性就比较大；如果无明显活动性，就需要进一步鉴别。通常动脉血栓是动脉管腔内的病变，一般可以清晰显示病变处动脉前后壁的内膜-中层-外膜三层结构；动脉粥样硬化斑块主要发生在动脉管壁的内膜层，如果导致管腔明显狭窄时，动脉一侧壁的三层结构显示不清或内-中膜明显增厚。故可以通过观察管壁的三层结构情况来鉴别是血栓还是斑块。另外还可以利用超声造影等超声新技术观察管腔内异常回声的血供情况来鉴别（图1.4.33）。

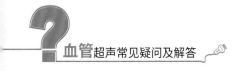

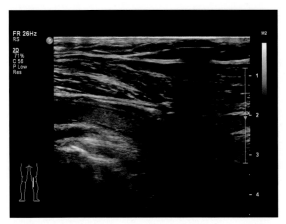

图1.4.33　动脉前后壁三层结构清晰，管腔内可见低回声，考虑为动脉管腔内血栓

**65. 为什么动脉几天前是完全闭塞，现在又完全正常?**

　日常工作中，有时会遇到前几天超声诊断为动脉完全闭塞，现在却发现动脉管腔完全正常，在不了解患者病史的情况下就可能完全发现不了问题。如果仔细观察，可能就会发现患者动脉存在夹层。动脉夹层在治疗后，管腔可以完全恢复正常，从原先的闭塞变成现在的完全再通。

**66. 如何鉴别动脉闭塞后再通与长段狭窄?**

可以从病史（闭塞一定有临床症状）、发病情况、病变血管长短和超声表现等方面进行鉴别。闭塞后再通一般都有缺血病史，再通处彩色多普勒表现为"曲线征"或"隧道征"（一条或多条血流），频谱上很少有加速度；长段狭窄一般通畅处较规则，且流速较快。

**67. 为什么测量动脉瘤大小时测量的是外径而不是内径?**

因为动脉瘤内部常常伴发血栓形成，不能完全反映出瘤体的真实大小，而瘤体的真实大小对动脉瘤治疗方法的选择和预后极其重要（图1.4.34）。

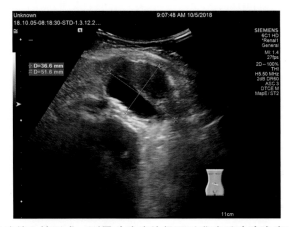

图1.4.34　腹主动脉瘤伴血栓形成，测量动脉瘤外径可以准确反映动脉瘤进展和破裂的可能性

**68. 为什么有时测量动脉管腔外径，有时测量动脉管腔内径？**

　　日常工作中，当出现动脉局部瘤样扩张时，测量动脉管腔的外径；当动脉出现狭窄时，测量动脉管腔的内径。测量外径主要是评价动脉瘤样扩张的程度、有无破裂的风险及与正常动脉管腔的比值等。当动脉出现狭窄时，为了准确地评价动脉的狭窄程度而测量管腔内径，因为管腔内径才是真实的有效通路，只有通过测量有效管腔内径才能真正了解动脉狭窄程度（图1.4.35）。

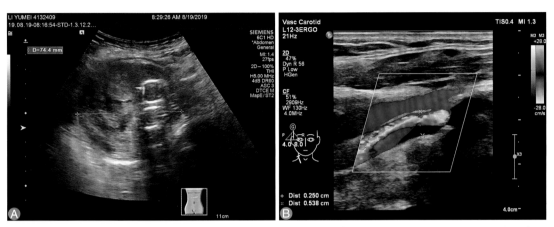

A. 腹主动脉瘤支架置入术后，测量瘤体的外径了解支架置入术后瘤体大小的变化；B. 右侧颈内动脉狭窄，
测量狭窄处残余管腔的内径，了解其狭窄程度。

**图1.4.35　不同情况下测量血管径线的位置不同**

**69. 为什么动脉夹层病变常常位于中层？动脉夹层有什么特征性的超声征象？**

　　动脉夹层基本病变为囊性中层坏死。动脉中层弹性纤维有局部断裂或坏死，基质有黏液样变和囊肿形成。超声声像图上表现为动脉夹层段扩张，局部动脉管壁回声分离（为双层离散的回声），内层回声为剥离内膜，外层回声为动脉壁中层和外层，血管腔由剥离内膜分成真腔和假腔。一般假腔内径大于真腔，真假腔之间的隔膜随着动脉血液规律性流动而摆动，收缩期内膜活动的方向指向假腔，而舒张期则指向真腔。假腔内容易形成血栓。在彩色多普勒图像上，真腔血流一般较花，假腔血流信号一般较暗淡。如果能够发现破裂口的位置，可以发现收缩期血流从真腔经破裂口流入假腔，舒张期由假腔回流入真腔。在频谱血流多普勒上，真腔内血流速度和频谱形态基本正常，假腔内流速减慢、紊乱，形态不规则，有毛刺征。

**70. 为什么动脉夹层时真假腔内血流频谱不同？**

　　假腔不是正常的通路，其两侧管壁无完整的管壁结构，管壁无弹性且粗糙，部分假腔只有入口没有出口，所以其内血流缓慢，频谱形态可呈毛刺状改变；真腔相对而言有部分正常管壁支撑，因为假腔的出现，使得真腔较正常管腔细，导致管腔相对狭窄，流速增快，但频谱形态相对正常（图1.4.36）。

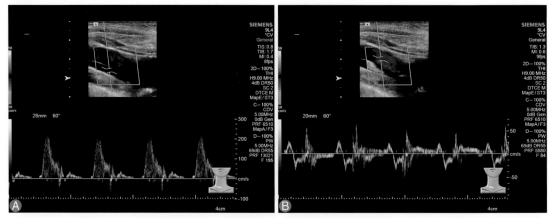

A. 右侧颈总动脉夹层真腔内血流频谱图；B. 右侧颈总动脉夹层假腔内血流频谱图。

**图1.4.36　动脉夹层时真假腔内血流频谱**

### 71. 如何区分动脉夹层真假腔？

**答：** 动脉夹层时真假腔有如下不同：①通常假腔大，而真腔小；②假腔内常有血栓，真腔内则无；③收缩期内膜活动的方向指向假腔，而舒张期则指向真腔；④收缩期假腔内血流速度明显较真腔内血流速度慢，假腔内血流频谱较真腔内血流紊乱（图 1.4.37）。

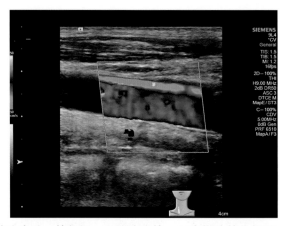

**图1.4.37　靠近探头的为真腔，管径细，血流速度快；远离探头的为假腔，管径粗，血流速度慢**

### 72. 壁内血肿型动脉夹层为什么是螺旋形？

**答：** 壁内血肿型动脉夹层一般是中层与外膜之间的撕裂，从动脉远心端向近心端撕脱，血流撕脱的冲击力不是很大，慢慢地撕脱，故撕脱的形态呈螺旋形。如果动脉夹层是由动脉近心端向远心端撕脱，那么血流冲击力比较大，撕脱的范围会比较大，呈直线形撕脱，一般不会形成血栓。

**73. 为什么有的人稍微撞击一下就会出现动脉夹层，而有的人（如运动员）经常受到撞击也不会发生动脉夹层？**

**答：** 动脉发生夹层，可能与这些动脉自身存在一定的问题有关，如动脉硬化、动脉炎、肌纤维发育不良等。如果动脉自身没有一定的基础疾病，很难发生夹层。绝大多数运动员常常受到外部的撞击，但是其发生动脉夹层的概率还是比较低的。

**74. 如何鉴别动脉粥样硬化斑块与动脉夹层（壁内血肿型）？**

**答：** 壁内血肿型动脉夹层回声一般非常均匀，斑块回声一般比较杂乱。此外，其他部位的动脉管壁情况、年龄和是否存在高危因素也是重要的鉴别点，同时也要注意询问病史。

**75. 如何鉴别巨细胞动脉炎和大动脉炎？**

**答：** 巨细胞动脉炎（giant cell arteritis，GCA）是一种以主动脉及其主要分支肉芽肿性病变为特征的全身大中动脉的系统性血管炎，通常发生于 50 岁以后，女性多见，70 岁为发病高峰。GCA 最常见症状是新出现的头痛、眼痛、视力下降，头痛通常发生在太阳穴附近，但也可能发生在头部的任何地方。GCA 典型的临床表现为血管受累所致的缺血性表现，如颞部头痛、头皮压痛、失明和肢体间歇性跛行等。超声表现为病变血管迂曲、增粗，呈阶段性改变，病变累及动脉各层，血管壁增厚，呈向心性、低回声，管腔狭窄、闭塞。

大动脉炎（takayasu arteritis，TA）是一种慢性进展性非特异性肉芽肿性动脉炎，主要累及主动脉及其主要分支，狭窄、闭塞或扩张是血管受累的主要表现，亦有部分血管出现夹层或动脉瘤。好发于育龄期女性，一般发病年龄小于50岁，亚洲国家多发。按受累血管不同，出现相应器官缺血的症状与体征，如头痛、头晕、晕厥、卒中、视力减退、四肢间歇性活动疲劳，肱动脉或股动脉搏动减弱或消失，颈部、锁骨上下区、上腹部、肾区出现血管杂音，双上肢收缩压差＞10 mmHg。

总而言之，GCA和TA有非常多的相似之处，主要通过患者的发病年龄和有无累及颞动脉进行鉴别诊断。

**76. 为什么动脉管径均匀性变细也是肌纤维发育不良的一种超声表现？**

**答：** 通常认为动脉肌纤维发育不良的典型表现为动脉管壁的串珠状改变，即动脉管腔一小段细，后面紧接一相对长段粗，再紧接一段细，类似糖葫芦状，这种超声表现主要是由于一段动脉中层肌纤维较多，内径较细，而另一段肌纤维发育不良［肌纤维少和（或）小］，从而出现内径扩张、变粗。当一段动脉中层肌纤维增多程度相差不多时，就会出现一长段动脉管径均匀性变细、管壁相对增厚的改变，这是肌纤维发育不良的另一个主要的超声表现。

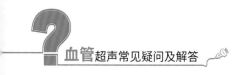

### 77. 如何鉴别动脉肌纤维发育不良合并闭塞与负性重构?

**答：** 动脉肌纤维发育不良合并闭塞与负性重构的主要鉴别点：①病因学不同：肌纤维发育不良是先天性疾病，以肾动脉最常累及，其次是颈动脉；负性重构是动脉硬化导致，主要是由于近段管腔重度狭窄或闭塞引起的。②病理机制不同：肌纤维发育不良一般是先天性、生理性的；负性重构在动脉粥样硬化中最常见。③结构特征不同：肌纤维发育不良是动脉中层平滑肌的发育不良，一般表现为两种形式：一种是纤维肌节段性增生与节段性不发育交替，导致增生的地方管腔变窄，没有增生的地方管腔扩张，形成串珠样改变；另一种是管状型，即全程管壁增厚，管腔变细，而且肌纤维发育不良一般会有明显的颈外动脉代偿性增粗，而且这代偿的颈外动脉也会发生动脉硬化。负性重构一般发生于中老年人，有危险因素，近段有明确的动脉粥样硬化狭窄或斑块，管腔内相对干净，管壁厚度正常。

### 78. 为什么主动脉溃疡样变与穿透性主动脉溃疡有所不同?

**答：** 主动脉溃疡样变（ulcer-like projection，ULP）是假腔闭塞型主动脉夹层，在动脉造影时表现为溃疡样突出性病变，其中包含各种病变，如裂口及分支的断裂部位、动脉硬化溃疡等；而穿透性主动脉溃疡（penetrating aortic ulceration，PAU）通常指主动脉的粥样硬化病灶发生溃疡，溃疡穿透达中膜以下。ULP 在血管轮廓内，而 PAU 局限在血管轮廓外。

### 79. 为什么静脉频谱呈现为较平直的单相波?

**答：** 正常静脉的血流频谱有明显呼吸时相性和一定的波动性。呼吸时相性是指静脉频谱随呼吸运动而出现的回心血流速度变化。波动性是指静脉频谱由于心脏收缩和舒张所致右心压力的变化，最后出现回心血流流速的波动。当静脉频谱表现为较平直的单相波，说明呼吸运动、心脏收缩和舒张对这段静脉没有产生影响，心脏所导致的回心流速和呼吸所导致的胸腹腔内压力变化并没有传递到这段静脉，说明这段静脉的近心段存在重度狭窄或者闭塞。静脉出现较平直的单相波频谱时，需要进一步向近心段静脉扫查，寻找出病变所在位置（图 1.4.38）。

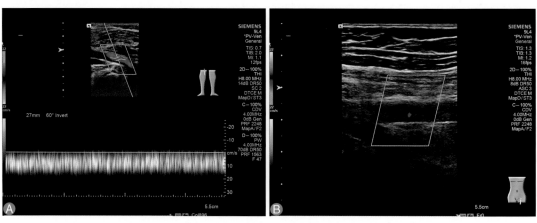

A. 左侧腘静脉血流频谱呈平直的单相波；B. 左侧股静脉内血栓形成，内部可见少许点状血流信号。

**图1.4.38　平直的静脉频谱及其产生原因**

**80. 为什么在有些静脉血管中会出现血流"自发显影"？**

答：静脉内的血流"自发显影"是指在二维灰阶超声可见管腔内的血流呈现为云雾状高回声信号缓慢流动的现象。这种现象的出现，是由于血液内的红细胞聚集。而"自发显影"的严重程度随红细胞聚集程度、纤维蛋白原及血浆大分子数量的增加而增加。在超声检查中，由于血液中分散的红细胞在超声场中的散射截面非常小，故其产生的回波信号非常弱，一般不会被二维灰阶超声分辨出来。因此在血流通畅的情况下，超声显示血管内的血液是无回声的。而聚集在一起的红细胞，大大增加了其在超声声场的散射截面，散射截面的增加使得返回超声探头的回波信号大大增加，于是在血流缓慢时，就出现了血流的"自发显影"。出现"自发显影"的必备条件就是该处静脉血流缓慢，常见于静脉瓣处、血栓处或静脉受压处远心段等。以下情况是静脉"自发显影"常见的原因：第一，心功能减低、静脉近心段受压、狭窄、血栓形成或闭塞等都会导致静脉远心段血流速度减慢，从而出现红细胞的"自发显影"；第二，仪器的动态范围调节到较大的数值，降低动态范围就可以让正常静脉血管内的红细胞"自发显影"消失（图1.4.39）。

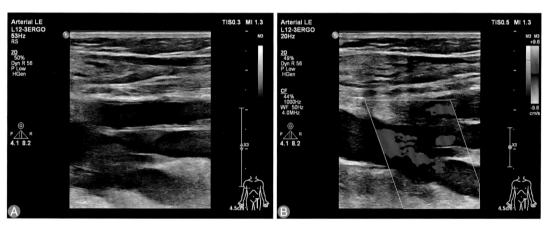

A. 股静脉内"自发显影"；B. 股静脉内血流缓慢，血流信号充盈欠佳。

**图1.4.39　静脉血管内的"自发显影"**

**81. 为什么静脉血管内的"自发显影"与血栓形成之间没有明确的相关性？**

答：血栓的出现是由于血液内血小板异常凝集，其形成的主要原因为血管内皮的损伤、血流缓慢或涡流及血液高凝状态。而血流缓慢或涡流及血液高凝状态同样也是静脉血流"自发显影"的主要因素。血细胞聚集本身是一种可逆的过程，是血流缓慢或淤滞时超声特有的声像图改变，解除病因或血流加速后即可消失，它与血栓形成的过程没有直接关系，也就是说，血流自发显影和血栓形成是两个相互独立的过程，静脉内的"自发显影"现象并不是血栓形成的前期表现。但是，当病因无法解除或持续加重时，造成红细胞聚集叠连的因素就会变成血栓形成的危险因素。因此超声发现静脉内出现血流"自发显影"现象时，应分析其形成原因，对导致这种现象的危险因素进行临床干预，以避免血栓形成。

### 82. 为什么要在横切面上对静脉施压观察静脉管腔通畅情况?

**答:** 纵切面上对静脉施压时静脉容易滑动,使得施加的压力并不一定真正压迫到静脉管壁,造成假阴性;横切面施压可以实时观察静脉管腔是否能够压扁,从而了解静脉管腔是否通畅。但在检查小腿时需要注意不要将压力直接施加在胫骨或腓骨上,如果施加的压力在胫骨或腓骨上就会减弱施加在胫后静脉和腓静脉上的压力,容易出现假阳性。此外,因为部分静脉(如胫前静脉、胫后静脉、腓静脉、尺静脉和桡静脉)是双支,如果纵切面上仅观察到其中一支静脉血管血流通畅,另一支可能存在病变的静脉未显示,从而误认为静脉都是正常的,这样常常会漏诊部分静脉血栓病例(图1.4.40)。

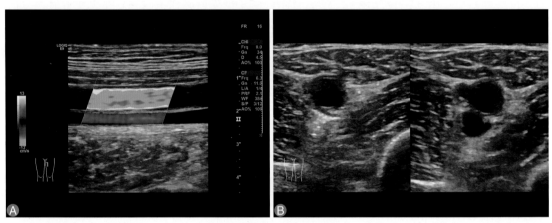

A. 纵切面上仅可观察到一支股静脉,其内血流信号充盈良好;B. 横切面上发现有两支股静脉。

**图1.4.40 双支静脉变异**

### 83. 为什么做 Valsalva 动作时静脉管腔的变化较动脉明显?

**答:** 静脉管腔的变化较动脉明显的原因:①做 Valsalva 动作的主要目的是增加胸腹腔内压力,使得外周静脉血流回心受阻,对心脏排血影响较小;②静脉管壁较动脉薄,容易发生形态改变等(图1.4.41)。

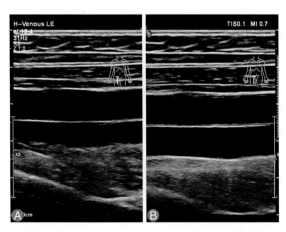

A.患者平静呼吸下的动脉和静脉管径情况;B.做 Valsalva 动作后同一动脉和静脉管径情况,静脉增宽,动脉变化不明显。

**图1.4.41 做Valsalva动作对动静脉管径的影响**

**84. 当深静脉发生血栓时，静脉管径一定增宽吗？为什么？**

**答：** 静脉血栓急性期，血栓回声比较低，甚至可出现近无回声，静脉管腔扩张明显，常常超过伴行动脉管径的 2 倍以上；而在慢性期时（发病 4 周以上），由于血栓的溶解或缩小使得静脉管径变小，甚至比正常静脉管径还细，此时血栓多表现为回声增强、不均匀。所以深静脉血栓急性期管径会增宽，慢性期管径正常或缩小。

**85. 超声能否区别血管内的血栓是新鲜的还是陈旧的？**

**答：** 典型的新鲜血栓常表现为近无回声或极低回声，超声有助于提示急性血栓。慢性期血栓纤维化表现为强回声，超声也较易判断为慢性。在两者之间，超声对血栓时期的判断只能大概地估测。另外，超声弹性成像可以根据血栓的硬度帮助判断血栓的时期。但在很多情况下，对于有血栓史的患者，仅凭血栓的超声表现很难鉴别其是新鲜的还是陈旧的。新发血栓的重要指征是在以前未被累及的静脉系统内发生血栓，结合病史及既往超声检查描述的血栓范围有助于判断新发血栓。

**86. 为什么在静脉内置管拔管后，静脉腔内会出现类似管腔样结构？**

**答：** 在静脉内置管拔管后看到静脉腔内类似管腔样结构是纤维蛋白鞘。其形成原因为静脉穿刺点静脉壁内皮缺失，与导管之间形成血栓和血栓桥，逐渐有平滑肌细胞从静脉壁通过血栓桥向导管侧迁移，此外静脉壁内皮细胞也会沿血栓桥爬行至导管表面，逐渐形成以平滑肌细胞和胶原蛋白为主体，由内皮细胞覆盖表面，沿导管壁向远端生长的鞘（图 1.4.42）。

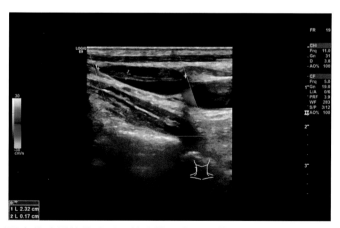

图1.4.42 左侧颈内静脉置管拔除后，静脉管腔内可见管道样结构，考虑为纤维蛋白鞘形成

**87. 为什么会出现动静脉瘘？**

**答：** 先天性动静脉瘘起源于血管发育异常，损伤性动静脉瘘大多数由贯通伤引起，如刺伤、枪弹伤及金属碎片等，该病也可由剧烈活动、感染等因素诱发。主要病因：①先天性因素：先天性动静脉瘘形成于胚胎发育期，在胎儿血管发育的中期，动脉不仅与静脉同行，且与周围的毛细血管间有广泛的吻合。出生后，上述吻合支逐渐

闭合，动、静脉各行其道。如果原始的丛状血管结构残存，即形成大小、数目和瘘型不一的动、静脉间异常通道。在婴幼儿期呈隐匿状态，至学龄期，随着活动量增加和进入发育期则迅速发展和蔓延，可侵犯邻近的肌肉、骨骼及神经等组织。②损伤性因素：绝大多数后天性动静脉瘘是贯通伤引起，如各种穿刺伤、枪弹和金属碎片等，毗邻的动静脉同时损伤并形成交通，称直接瘘。如动静脉的创口间存在血肿，在血肿机化后形成囊形或管状的动脉和静脉间的交通，称间接瘘。损伤的动脉、静脉可形成瘤样扩张，少数见于动脉瘤破入邻近静脉，或因血管壁细菌感染破溃而导致动静脉瘘。

诱发因素：①剧烈活动：先天性动静脉瘘在婴幼儿期呈隐匿状态，至学龄期，随着活动量增加和进入发育期则迅速发展和蔓延，可侵犯邻近的肌肉、骨骼及神经等组织。②感染：血管壁细菌感染破溃而导致动静脉瘘。

**88. 为什么超声容易鉴别皮下血肿与假性动脉瘤?**

 血肿是止血的状态，与动脉之间没有交通，内部没有血流信号；而假性动脉瘤可以看到其与附近的动脉之间存在往返的血流信号。通过彩色和频谱多普勒较容易鉴别，必要时可以行超声造影检查进行鉴别（图1.4.43）。

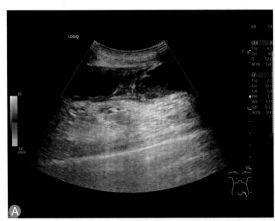 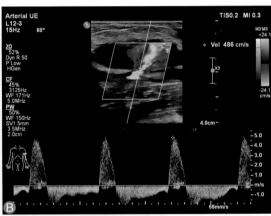

A. 腹股沟区穿刺后皮下出现混合回声包块，CDFI：未见明显血流信号，考虑为皮下血肿；B. 左上臂穿刺术后出现混合回声包块，CDFI：内部可见血流信号；PW：探及往返血流频谱，考虑为假性动脉瘤。

**图1.4.43 皮下血肿与假性动脉瘤的声像**

**89. 当血管走行与声束成 90° 时无血流信号，此时应该如何进行超声诊断?**

 当血管走行与声束成 90° 时，其内部血流信号不显示，如：用腹部探头扫查肝右叶门静脉时，有时会出现声束与静脉管壁垂直，导致血流信号无法显示，可能误认为门静脉右支闭塞。调整声束方向，使声束与管壁之间成非90°角度（非垂直角度），这时门静脉右支内血流充盈情况较前明显好转（图1.4.44）。

**90. 如何鉴别穿刺术后的假性动脉瘤与动静脉瘘?**

日常工作中，常常遇到穿刺术后皮下组织淤青、肿胀，彩色多普勒发现异常细小条状的血流信号，因为动脉与静脉的位置比较靠近，此时很多超声医生

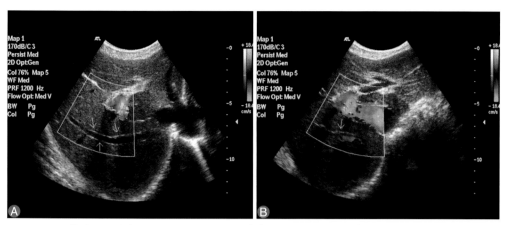

A. 肝门静脉右支内未见明显血流；B. 调整声束方向后，肝门静脉右支内可见血流充盈。

**图1.4.44　声束方向对彩色血流的影响**

常常将假性动脉瘤误诊为动静脉瘘，特别是异常血流信号呈条索状时。假性动脉瘤和动静脉瘘有一个非常重要的鉴别点就是动静脉瘘患者静脉内径肯定会增宽，静脉管腔内可探及动脉样频谱。如果异常血流信号的周边静脉内径和血流频谱没有任何改变，那基本可以排除动静脉瘘的可能性，首先要考虑为假性动脉瘤。

### 91. 为什么 PICC 置管术后静脉非常容易发生血栓?

**答：** PICC 经上肢贵要静脉、肘正中静脉或头静脉穿刺置管，导管远端位于上腔静脉与右心房交界处。具有操作简便、安全可靠、留置时间长、减少穿刺次数、减轻高浓度药物对血管刺激等优点，在需进行化疗、刺激性药物输注、静脉营养治疗、长期静脉输液等治疗的患者中应用广泛。但是因为肿瘤患者血液的高凝状态、导管及其他原因（肿瘤细胞、化疗药物等）致血管内皮受损、置管后静脉血流缓慢等原因，使得 PICC 置管术后非常容易发生血栓（图 1.4.45）。

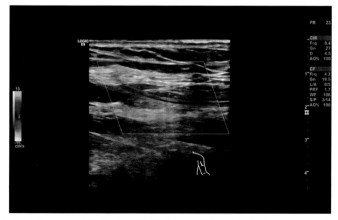

**图1.4.45　右上肢静脉PICC置管术后，管腔内可见中等回声充填，CDFI未见明显血流信号**

**92. 为什么很多部位恶性肿瘤的血流频谱以高阻为主，而妇科的恶性肿瘤却以低阻为主？**

**答：** 恶性滋养细胞肿瘤具有侵袭性，肿瘤滋养细胞逆行侵袭子宫螺旋动脉或较大的子宫动脉分支，使子宫动脉直接开放进入管壁缺乏肌肉和弹性组织结构的新生血管，形成了众多低阻血流及动静脉瘘。宫颈肿瘤有大量缺乏平滑肌的新生血管，这些血管的存在降低了血流阻力，从而较正常组织提供更多的血流满足肿瘤组织快速生长的需要。卵巢恶性肿瘤内有大量新生血管，管壁缺乏平滑肌，由于平滑肌的减少，交感神经刺激引起的血管收缩不能增加，从而表现为低阻血流。

## 第五节　新技术

**1. 为什么超声谐波成像能提高超声图像质量？**

**答：** 在超声设备中，谐波是相对于基波而言的。基波是超声探头发射出来的初始声波频率，谐波就是超声探头接收到的不同于基波频率的声波信号。两倍频率叫二次谐波，三倍频率叫三次谐波。利用由生物组织和超声造影剂的非线性效应而产生的谐波信号（一般采用二次谐波技术）来成像，即谐波成像技术，谐波成像有更好的空间分辨率和对比度。但是谐波的强度比基波弱很多，信噪比较低。基波强度随传播距离增加而线性衰减，但谐波强度随传播距离的变化却是非线性的；组织谐波产生于超声的传播过程中，因此谐波强度随着传播距离的增长而增加，直到传播距离产生的衰减作用占优势为止。超声成像中的干扰和伪像主要来源于体表或接近于体表的信号，这些信号因超声波传播距离短而只含有较少的谐波成分，采用滤波器滤除基波信号时这部分干扰也被消除，有利于浅表部位图像质量的提高。谐波能量与基波能量并非线性关系，旁瓣强度远低于主瓣强度，主瓣的谐波能量较强，但弱的基波却几乎没有谐波成分，旁瓣强度远低于主瓣强度，主瓣的谐波能量较强，但旁瓣却几乎没有谐波能量，因此，谐波成像时，旁瓣伪影干扰更少。

**2. 心血管超声造影是应用什么原理？**

**答：** 对比谐波成像又称造影谐波成像（contrast harmonic imaging，CHI），简称超声造影，是指借助造影剂（ultrasound contrast agent，UCA）且基于二次谐波或谐波检测方法的人体组织、器官及灌注成像。超声造影剂在声场激励下会产生收缩和膨胀两种物理行为，分别由正、负声压所导致；后者是导致超声造影剂被击碎的主要原因。于是，便定义了机械指数（mechanical index，MI），用于衡量超声造影剂微泡被声场激励的强度。为了更加完整地观测灌注过程，在进行对比谐波成像时，需要选用合适的 MI 值，以兼顾持续时间和穿透力。基于大量的临床实例，MI 值的上限通常为 0.1。二次谐波和次谐波的产生是对比谐波成像的物理基础。次谐波方法的提出能够很好地解决造影 - 组织比偏低的问题。

心血管造影谐波成像主要分为：①右心造影：造影剂从末梢静脉注入，造影剂的微气泡直径大于红细胞直径（＞8 μm），只在右心系统及肺动脉显影。②左心造影：造影剂从末梢静脉注入，造影剂的微气泡直径小于红细胞直径（<8 μm），从右心室通过肺循环回到左心室，再从主动脉到外周血管。③心肌造影：与左心造影相同，但须使用彩色能量多普勒谐波成像、反向脉冲谐波成像以增强造影剂显示。如造影剂微气泡直径<1～2 μm，可以用二次谐波成像、间歇式超声成像技术。④心脏以外血管超声造影：造影剂从末梢静脉注入，造影剂的微气泡直径小于红细胞直径（<8 μm）。

　　超声造影剂的成分以人血白蛋白、脂类、糖类、有机聚合物作包囊，以空气、氟碳类（全氟丁烷、六氟化碳）等气体为微气泡。目前，右心造影使用的是生理盐水、空气和自身血液振荡混匀制备而成的超声造影剂；左心造影、心肌造影及心脏以外血管超声造影主要用第二代超声造影剂Sonovue，由磷脂构成，为$SF_6$气体。超声造影剂注入人体的方法有：①弹丸式注射：即一次性把造影剂全部推注入末梢静脉；②连续式注射：与静脉输液法相似，造影剂溶液的浓度较低，可以维持较长的造影时间。

**3. 行超声造影时为什么会出现似开花样色彩？**

答：　　这是一种伪像，超声造影成像是利用微气泡在血液中流动产生强烈的背向散射原理。应用彩色多普勒超声技术进行造影后超声成像，可以大幅度增强血管内彩色血流信号显示，从而提高低速血流的微小血管检出的灵敏度。在注射超声造影剂后，由于造影剂迅速出现短期峰值增强效应，在彩色多普勒取样框内显示彩色血流信号外溢到血管之外，呈不规则斑片状色彩，从而出现似开花样改变，当造影剂消失后又恢复正常。也可以通过降低彩色增益，提高脉冲重复频率或其他降低彩色敏感性的方法消除开花样色彩伪像。

**4. 超声造影前后频谱多普勒波形有何不同？**

答：　　管腔内有超声造影剂微泡时，频谱多普勒的频带会增宽，流速也会增高，但不影响血管的RI、PI和流速比值的测量。因为微泡破裂可以出现频谱多普勒波形上的高强度尖峰。为了准确测量血管的流速，最好在造影前或造影剂微泡消失后进行频谱多普勒的测量（图1.5.1）。

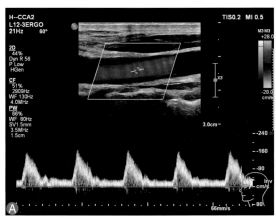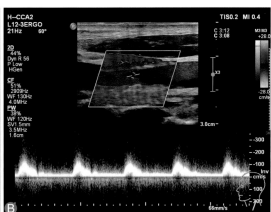

A.左侧颈总动脉超声造影前的血流频谱，流速正常，频谱形态光滑；B.左侧颈总动脉超声造影后的血流频谱，流速升高，频谱形态毛糙。

**图1.5.1　超声造影剂对频谱多普勒波形的影响**

### 5. 行超声造影时为什么会出现微泡破裂不均匀分布？

**答：** 超声波是机械振动在介质中的传播，当它在生物组织介质中传播且辐照剂量超过一定阈值时，就会对生物组织介质产生功能或者结构上的影响（效应），这种影响（效应）称为超声生物效应。空化是功率超声在液体介质中引起的一种特有的物理过程。由于某种原因（如强声波作用）液体中会形成局部气体或蒸汽空穴，在声学中，空化的定义为空穴（气泡）的形成、发展及溃灭的过程。超声空化是指超声引起的空化，具体是指液体中的空化气泡在超声作用下产生、生长、崩溃、消亡的周期性过程。MI 主要反映了超声空化过程中可能对组织产生的潜伏危险性。

当采用高MI成像时，探头应迅速并一致地连续扫查，以便使声场内造影剂同步破裂，从而产生均一信号。但实际扫查过程中，肋骨的限制和呼吸运动等造成造影剂信号不均匀分布，可能产生局部缺失或类病灶性的伪像。所以在使用超声造影剂或者体内存在其他微泡或气体情况下，MI应调至0.1或者更低。

### 6. 为什么正常情况下，心脏右心声学造影时左心不显影？

**答：** 右心声学造影选用的造影剂气泡直径 > 10 μm，气泡较大无法通过肺毛细血管网，即不能通过肺循环。因此，在心脏和肺血管结构正常的情况下，右心声学造影时左心系统内不会出现造影剂信号。如果右心声学造影时左心系统出现造影剂信号，需要考虑存在卵圆孔未闭或肺动静脉瘘可能（图 1.5.2）。

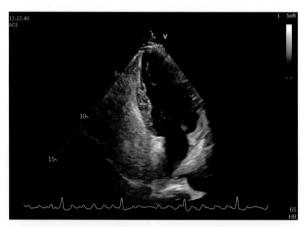

图1.5.2　右心声学造影，左心内未见明显微泡

### 7. 为什么行颈动脉斑块超声造影时造影剂不是越多越好？

**答：** 行颈动脉超声造影时，如果造影剂剂量过大，动脉管腔内回声明显增强，干扰管壁上斑块的观察，甚至可以完全覆盖斑块，从而误认为斑块内部增强明显，故行颈动脉斑块超声造影时造影剂需要适量，根据不同的仪器和不同的设置条件调整剂量，而并不是越多越好（图 1.5.3）。

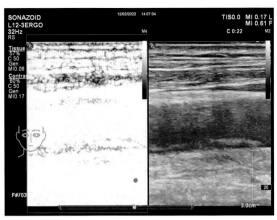

图1.5.3 颈动脉斑块超声造影，造影剂注射剂量太多，整个图像回声太高，无法准确了解斑块造影增强情况

**8. 为什么对于颈动脉前壁的强回声斑块，不建议超声造影进一步检查？**

答：不同的组织相邻，如果存在声阻抗差值，就会形成一个反射超声波的声学界面。差值越大，声学界面越强，反射的超声波束就越多。如果全部被反射回探头，那么超声波就无法穿透该组织，从而使得超声无法获取其后方组织结构信息，其后方会出现声影。由于强回声斑块的声阻抗值较大，后方会出现声影，从而导致斑块后方超声显像信息的丢失，造影剂亦无法清晰地显示管腔结构，故前壁强回声斑块一般不建议行超声造影来观察此斑块内的微血管密度和该处的管腔狭窄程度（图1.5.4）。

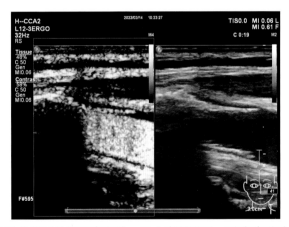

图1.5.4 颈动脉前壁不均质回声斑块，后方声影明显，影响造影对于管腔的观察

**9. 行颈动脉斑块超声造影时，为什么有的造影剂是自斑块表面进入，有的是从外膜进入？**

答：行颈动脉斑块超声造影时，大部分情况下可见造影剂自外膜通过滋养血管进入斑块内部，造影剂进入越多，说明斑块内新生血管越丰富，斑块的稳定性越差，该斑块越容易发生破裂、出血。但有时也会看到造影剂自斑块表面向斑块内部进入，这种现象并不是斑块的微血管所致，而是因为斑块表面局部纤维帽破裂形成小裂隙所致，也是斑块不稳定的征象之一（图 1.5.5）。

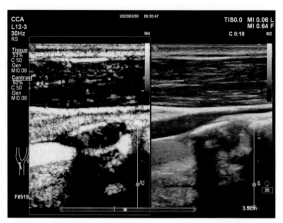

图1.5.5　颈内动脉斑块下肩部造影剂自斑块表面进入，考虑为斑块表面小裂隙，斑块基底部可见造影剂自外膜进入，考虑为新生血管

**10. 全面评价颈动脉斑块的稳定性为什么要行超声造影检查?**

答：常规超声可以通过了解斑块的大小、内部回声、形态及管腔狭窄程度等评价斑块的稳定性，但日常工作中常常由于斑块的位置、检查医生对仪器调节能力及对疾病的认识不足等原因，造成评价斑块稳定性不准确；且回声相同或类似的颈动脉斑块，其内部的微血管密度可能完全不同，所以仅凭斑块的回声无法准确评价斑块的稳定性。超声造影可以准确显示斑块表面情况、有无溃疡、斑块内微血管情况及管腔狭窄情况，可以较好地弥补常规超声的不足。此外，超声造影可以发现常规超声未发现的颈动脉极低回声斑块（图 1.5.6）。

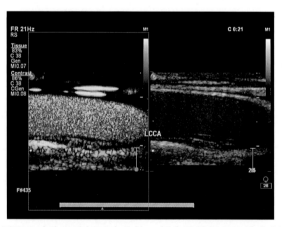

图1.5.6　左侧颈总动脉后壁低回声斑块，超声造影提示斑块内新生血管丰富

**11. 为什么动脉血栓在超声造影后也会出现增强?**

答：在对部分动脉血管闭塞性病变行超声造影检查时，发现动脉血栓内也会出现造影剂进入，这可能和以下两个原因有关：①早期血栓组织比较疏松，内部有缝隙，造影剂就可以进入；②慢性期血栓机化后内部也可以形成新生血管，从而出现造影剂增强（图 1.5.7）。

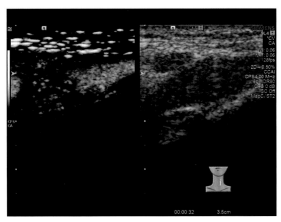

**图1.5.7 颈内动脉内血栓形成，造影后造影剂呈散在的点状增强**

**12. 腹主动脉瘤支架置入术后为什么需要行超声造影检查？**

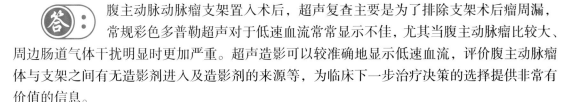

腹主动脉动脉瘤支架置入术后，超声复查主要是为了排除支架术后瘤周漏，常规彩色多普勒超声对于低速血流常常显示不佳，尤其当腹主动脉瘤比较大、周边肠道气体干扰明显时更加严重。超声造影可以较准确地显示低速血流，评价腹主动脉瘤体与支架之间有无造影剂进入及造影剂的来源等，为临床下一步治疗决策的选择提供非常有价值的信息。

**13. 为什么进行浅表脏器超声造影时不能对探头施加太大压力？**

如果探头对目标浅表组织或病变施加太大的压力，将会使目标组织或病变的血供减少，造影时造影剂进入困难，影响整个超声造影诊断的准确性；减轻对浅表组织或病变的压力后，其血供恢复正常，造影剂就可以正常进入，从而可以真实地观察目标组织或病变的造影剂增强情况，做出正确的超声诊断。

**14. 为什么弹性成像技术可以较常规超声更加早期预测颈动脉粥样硬化？**

颈动脉粥样硬化一般是从内膜开始，常表现为内–中膜厚度（intima-media thickness，IMT）的增厚，因此以往内–中膜厚度常作为评判早期动脉粥样硬化和预测心脑血管疾病发生的无创性超声检查的标志之一，临床上通过二维超声检测颈动脉的IMT，观察斑块的有无、斑块的回声及有无动脉狭窄等来评价动脉粥样硬化情况，然而这些都是动脉粥样硬化的形态学观察。有大量研究已证实在动脉粥样硬化病程中，动脉功能的改变早于结构的改变，即先有动脉弹性功能的改变，随后才是动脉管壁结构的改变。对于颈动脉的功能性观察目前主要通过超声弹性成像检查。脉搏波传导速度（pulse wave velocity，PWV）是目前公认的一种动脉弹性功能检测方法，是检测早期动脉硬化的"金标准"（图1.5.8）。

**15. 三维血管超声检查较二维彩色多普勒检查有什么优势？**

三维图像可通过旋转从多个方位显示血管的立体结构及空间关系；可以显示血管病变的结构及血流情况，可以显示整个病变的空间形态；应用多平面显

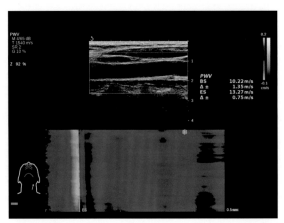

图1.5.8　慢性肾病患者，内-中膜厚度正常，无斑块形成，超极速脉搏波提示动脉弹性差，有早期动脉粥样硬化表现

示方式获得病变部位的最佳图像，并可根据需要测量病变的体积。二维彩色多普勒检查往往多观察在矢状面上的血管情况而忽略其他平面上的情况；三维超声血流成像克服了这一限制，在对目标动脉进行整体评价方面具有独到之处，图像具有立体感，可在不同方向观察，能显示空间位置关系，优于二维彩色多普勒（图 1.5.9）。

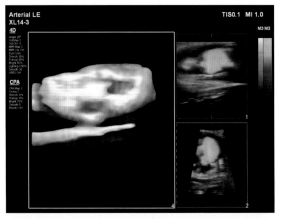

图1.5.9　上肢假性动脉瘤，三维超声可以立体反映瘤体的大小和与正常动脉的关系

# 第二章

# 血管超声临床

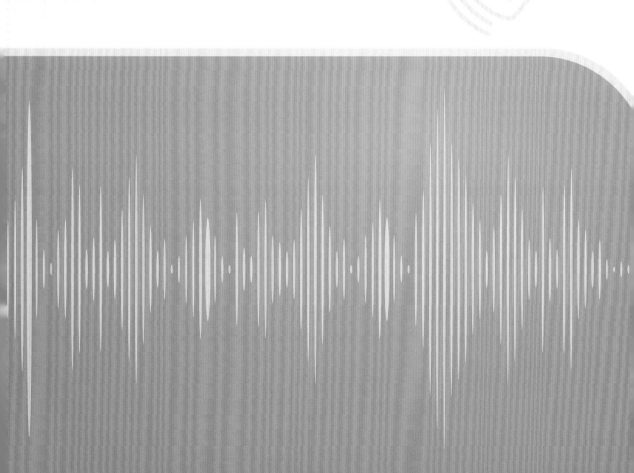

## 第一节　颈部血管

**1. 为什么在检查颈部血管时并不是头偏向对侧越多越好？**

检查颈部血管时，最好被检查者头稍稍偏向对侧，以便充分暴露检查部位。但是如果头偏向对侧太多，就会使胸锁乳突肌张力变高而凸起，使探头不能与皮肤紧贴，从而使超声检查受限，故检查颈部血管时头偏向对侧以颈部肌肉放松状态下为佳。

**2. 为什么行颈动脉检查时需要横切面和纵切面相结合，而不是仅行纵切面检查？**

行纵切面检查时，仅能观察到超声图像上近探头侧管壁、远探头侧管壁和两者之间的管腔情况，对于其他管壁及管腔情况无法观察；横切面可以初步了解动脉各个管壁、整体管腔及动脉周边组织情况，为纵切面重点观察对象和范围提供依据，故行颈动脉检查时需要将横切面和纵切面相结合，才能准确诊断颈动脉的疾病。

**3. 为什么前后位扫查颈动脉时颈内动脉常常显示范围比较有限？该如何调整才能显示较长段的颈内动脉？**

通常颈动脉超声扫查是前后位扫查，颈总动脉显示不受影响，但是扫查颈内动脉时常常发现仅显示一小段，甚至部分颈动脉分叉位置较高者颈内动脉无法显示，这主要与颈内动脉走向有关，颈内动脉自颈总动脉分出后向后外侧走行，从前向后扫查时容易受到下颌骨的遮挡而无法显示。调整探头位置，从颈部外侧向内侧扫查就可以避免上面的情况，既可以避免下颌骨的遮挡，又可以沿颈内动脉走行方向进行扫查，全面观察颈内动脉颅外段。

**4. 为什么在行颈部血管超声扫查时，有时候血管的前壁会出现云雾状回声，导致血管前壁内中膜显示不清晰？**

行颈部血管超声扫查时，血管的前壁出现云雾状回声是由于产生了外部混响伪像，其产生原理是超声波垂直发射到平整的大界面高反射性介质表面时，超声波在探头和界面之间来回反射，呈等距离的多条回声，程度随深度的增加而递减，常见于充盈的胆囊、膀胱前壁、血管前壁等。

**5. 为什么颈内动脉会比较细？如何诊断？**

颈内动脉细可以是先天性，也可以是后天性的，后天性主要是由动脉粥样硬化引起近心段血管狭窄所致。双侧同名动脉血管内径相差10 mm时，可以诊断颈内动脉内径不对称。

### 6. 为什么颈动脉内径全程细不能仅考虑肌纤维发育不良？

答：一侧颈内动脉内径全程细，首先考虑肌纤维发育不良；一侧颈总动脉、颈内动脉和颈外动脉全程细，首先考虑为先天性发育不对称；双侧颈总动脉、颈内动脉和颈外动脉对称性全程细，首先考虑为肌纤维发育不良可能，需要结合TCCS。超声检查对于诊断肌纤维发育不良有重要的提示价值。典型的肌纤维发育不良在累及较大或较表浅血管时，利用二维超声可以显示管腔的"串珠"样改变。如果仅仅一组狭窄和扩张连在一起，则显示为所谓的"香槟酒杯征"。利用彩色多普勒或能量多普勒超声可以直接显示管腔的串珠状变化，血流在狭窄处流速快、扩张处流速慢，彩色多普勒超声上就显示为特征性的花色血流–单色血流交替出现的"彩色串珠征"（图2.1.1）。

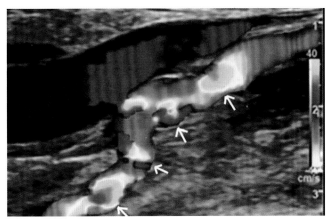

**图2.1.1** 动脉局部管腔呈特征性的花色血流–单色血流交替出现的"彩色串珠征"，首先考虑为肌纤维发育不良

### 7. 为什么部分患者的颈内动脉颅外段很难观察到比较长范围的一段管腔？

答：部分患者在行颈动脉超声检查时，发现颈内动脉仅能看到一小段，可能是由以下几个原因所致：①该患者颈动脉分叉位置较高，一般来说，许多东亚人的颈内动脉与颈外动脉的分叉处高于第4颈椎，所以只能观察到一小段颈内动脉颅外段血管；②患者的头部位置和超声扫查方法不正确，为了观察到较长一段颈内动脉，可以嘱患者头尽量偏向检查对侧，从颈部外侧向内侧（非从前向后）扫查观察颈内动脉情况。如果被检查者头部位置比较正和（或）前后位扫查，则观察到的颈内动脉范围就非常有限。当然也可以利用腹部探头或阴道探头辅助检查。

### 8. 为什么测量颈动脉内中膜厚度，而不是内膜厚度？

答：动脉粥样硬化病变主要发生在动脉内膜层，很少累及动脉中层，但因为正常情况下或早期动脉粥样硬化的动脉内膜层非常薄，测量标识有一定的长度，且超声上观察到的内膜并非真正意义解剖上的内膜，而主要是内膜与动脉管腔的分界面，所以仅测量所谓的"内膜"是不准确的，相对而言测量内中膜厚度更加能够准确评价动脉粥样硬化情况。

### 9. 为什么颈内动脉阻力指数低，颈外动脉阻力指数高？

颈内动脉主要是提供颅内血流，颅内动脉有丰富的动脉吻合支，动脉截面积大，血流阻力较小，因此，颈内动脉呈低阻频谱。颈外动脉提供面部血流，有较多分支，远端血管阻力较高，为高阻力型频谱。当颈内/颈外动脉鉴别困难时可用颞浅动脉叩击试验鉴别（图2.1.2）。

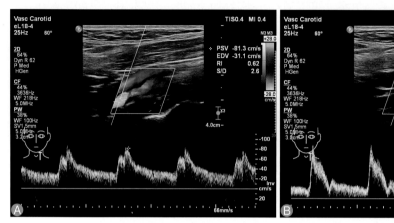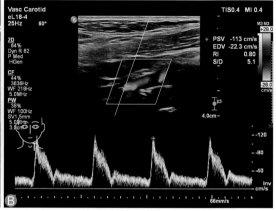

A. 左侧颈内动脉血流频谱形态呈相对低阻改变；B. 左侧颈外动脉血流频谱形态呈相对高阻改变。

**图2.1.2　颈内动脉和颈外动脉血流频谱**

### 10. 为什么正常颈部动脉没有三相波？

颈部动脉因阻力低，一般不会有舒张期反向波（除非取样框放置靠近动脉管壁或颈动脉分叉处），表现为持续性收缩与舒张前向血流，其机制为颈部动脉远端低阻（特别是颈内动脉和椎动脉，即使是高阻的颈外动脉，其阻力相对于四肢动脉来说也是低的），收缩期血液前向流动，形成正向血流，血管舒张早期形成的回弹作用加上远端低阻，致使舒张早期很小的负向频谱不能表现，而频谱上仍表现为正向血流，舒张中晚期时，前向血液仍为正向表现。颈内动脉阻力小，血管弹性好，故没有舒张期反向血流，而表现为舒张期持续前向血流。颈外动脉阻力较颈内动脉高，但远不及下肢血管阻力高，且存在其他影响因素，故也没有舒张期反流（图2.1.3）。

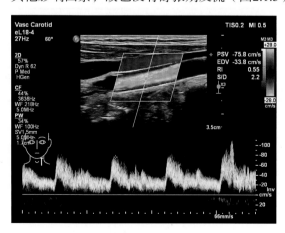

**图2.1.3　左侧颈总动脉的血流频谱呈单向，未发现反向波**

### 11. 为什么颈总动脉会出现反向血流频谱?

（答）：颈总动脉出现反向血流频谱有以下几个原因：①心脏原因：如主动脉瓣出现大量反流时，双侧颈总动脉会出现反向血流频谱，进行心脏超声检查可以找到病因；②操作者的因素：将频谱多普勒取样框放置于近颈动脉管壁处，因为血液黏性等原因，颈总动脉近管壁处血流会出现反向血流频谱，调整探头和取样框的位置反向血流频谱即可消失；③无名动脉或主动脉弓狭窄：可以通过扫查这些部位进一步明确等（图2.1.4）。

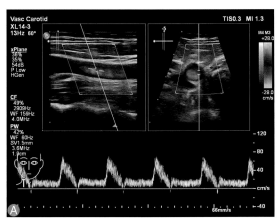 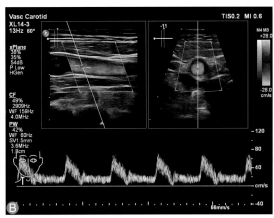

A.取样框放置于近管壁处，颈总动脉可以出现反向血流频谱；B.调整探头位置，将取样框放置于管腔的中央，颈总动脉的反向血流频谱消失。

**图2.1.4　颈总动脉出现反向血流频谱的原因**

### 12. 为什么颈内动脉颅外段血流频谱呈高阻改变?

（答）：（1）双侧颈内动脉颅外段频谱均呈高阻改变可能是由以下原因所致：①患者的脉压差大：阻力指数=（收缩期峰值流速－舒张末期流速）/收缩期峰值流速，脉压差=收缩压－舒张压，压力与流速之间的关系为$P=4V^2$，故脉压差大就会导致阻力指数升高，可以通过咨询患者的血压情况来鉴别；②颅内高压：颅内压力增高时，颅内灌注压减低，颈内动脉远心段阻力增高，从而出现颈内动脉颅外段呈高阻改变，可以询问患者有无颅内高压症状进行鉴别，必要时行视神经鞘超声检查；③双侧颈内动脉颅内段中重度狭窄或闭塞：这种比较少见，可以通过TCCS、CTA或MRA进一步明确等。

（2）单侧颈内动脉颅外段呈高阻改变：同侧颅内段狭窄或闭塞，可以通过TCCS、CTA或MRA进一步明确（图2.1.5）。

### 13. 为什么颈动脉会出现动脉粥样硬化斑块?

（答）：颈动脉位于气管两侧，用手指可以触及其"跳动"，头面部及颅脑的血液都会流经这里。与其他同类型的中型动脉相比，颈动脉内径相对比较细，而且靠近头部位置有一个"Y"形的分叉，在分叉处很容易形成涡流。在动脉分支处血流冲击力量大，很容易造成动脉内膜的机械性损伤，从而导致胆固醇等成分从损伤处进入血管内膜，内膜增厚，形成斑块。此外，当血液黏稠或脂质含量较高（特别是低密度脂蛋白）时，血液流经到相对较细的颈动脉时，血流速度会减慢，血液中的脂质就会慢慢沉积在血管壁上。当

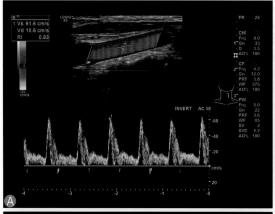

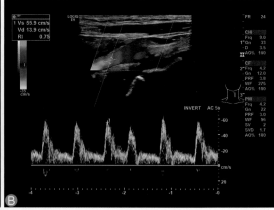

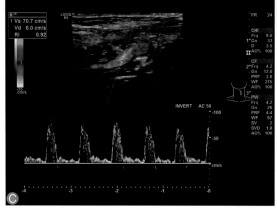

A. 左侧颈总动脉频谱图，RI 为 0.83；B. 左侧颈内动脉频谱图，RI 为 0.75；C. 左侧颈外动脉频谱图，RI 为 0.92，该患者血压为 150/80 mmHg，左侧颈内动脉阻力指数升高，首先考虑为脉压差增大所致。

图2.1.5　颈动脉阻力增高的原因分析

同时有含钙类物质沉积时，就慢慢形成了不均质斑块。另外，因为颈动脉是距离体表较浅的动脉，如果出现了内中膜增厚或斑块，就很容易被超声检查发现，因此颈动脉也是超声评价全身动脉粥样硬化病变程度的一个重要窗口（图2.1.6）。

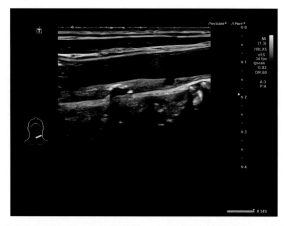

图2.1.6　动脉后壁上可见不均质回声斑块，纤维帽连续性中断，表面可见溃疡形成

#### 14. 为什么颈动脉斑块好发生于颈动脉分叉处?

**答:** 与其他同类型的中型动脉相比，颈动脉内径相对比较细，而且靠近头部位置有一个"Y"形的分叉，在分叉处很容易形成涡流。在动脉分支处血流冲击力量大，很容易造成动脉内膜的机械损伤，从而导致胆固醇等血液成分从损伤处进入血管内膜，形成斑块。斑块通常好发于局部血流动力高的区域，血流动力包括张力（向外拉伸力）和剪切应力（平行于血管壁的摩擦力等）。对于颈动脉而言，这种情况主要发生于颈动脉分叉部位。除了颈动脉分叉处以外，颈动脉球部、颈内动脉近段和颈外动脉近段也是最常见的斑块发生部位。此外，当血液黏稠或脂质含量较高（特别是低密度脂蛋白）时，血液流经到相对较细的颈动脉时，血流速度也会减慢，血液中的脂质就会慢慢沉积在血管壁上。

#### 15. 为什么颈动脉会发生狭窄?

**答:** 造成颈动脉狭窄最常见的病因是颈动脉的动脉粥样硬化斑块。因在颈动脉分叉处的"Y"形构造及独特的血流动力学使得该区域易发生动脉粥样硬化。当出现颈动脉粥样硬化时，一部分颈动脉斑块可能发生斑块表面破裂，从而斑块表面会形成血栓，造成动脉管腔狭窄，甚至引起颅内动脉栓塞（导致短暂性脑缺血发作或卒中）或视网膜动脉闭塞（引起一过性黑蒙或视网膜卒中）。动脉粥样硬化病变最早期肉眼可见的是脂质条纹，随着时间的推移，逐渐堆积成为脂质核心。随着颈动脉粥样硬化的进展，斑块会越来越大，造成动脉有效的残留管腔越来越细，最终导致血流受阻，从而表现为管腔的狭窄。其他较少见的病因包括放射性动脉炎、自发性或创伤性动脉壁夹层形成和肌纤维性发育不良，这些也都会造成颈动脉有效管径变细，从而引起狭窄（图2.1.7）。

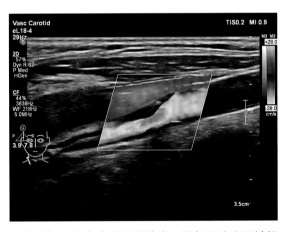

**图2.1.7　颈动脉球部至颈内动脉近段狭窄，局部血流充盈缺损，颜色较花**

#### 16. 为什么颈内动脉狭窄处流速已经超过 230 cm/s 甚至达到 260 cm/s 以上时还不能诊断重度狭窄?

**答:** 以狭窄处的绝对收缩期峰值流速来判断颈内动脉的狭窄程度时，需要考虑到其他可能影响动脉血流速度的因素，如甲状腺功能亢进、心力衰竭及颈总动脉或分叉处存在狭窄等。所以当出现狭窄处血流速度达到中度以上狭窄程度时，需要同时采集狭窄处远心段或近心段正常管腔内的流速，并计算狭窄处最大流速与狭窄远心段或近心段正常管腔内流速的比值，根据流速比值判断狭窄程度。此外，如果狭窄处远心段的血流频谱形态出现加速时间延长，呈低速低搏动样改变时，狭窄处的狭窄程度可以肯定为重度狭窄。

**17. 当一侧颈总动脉分支发生闭塞，如何识别相对通畅的那根血管是颈内动脉还是颈外动脉？**

**答：** 如果是颈内动脉闭塞，为了保证大脑血液的供应，同侧颈外动脉可以通过侧支通路将血液流向颈内动脉远端或其属支，故颈外动脉频谱也会出现相应的改变，阻力指数下降，出现颈内动脉频谱；如果是颈外动脉闭塞，那相对通畅的动脉本身就是颈内动脉，频谱形态呈低阻。此时通过观察通畅的动脉颅外段有无分支和进行颞浅动脉敲击试验可以明确通畅的管腔是颈外动脉还是颈内动脉。

**18. 颈内动脉出现振荡型频谱时，如何判断闭塞部位？**

**答：** 如果颈内动脉近心段出现振荡型血流频谱，一般闭塞部位发生于眼动脉发出之前，但还需要考虑其他因素。当颈内外侧支开放良好，闭塞肯定在眼动脉发出之前；眼动脉频谱形态为正向低阻，后交通支开放时，也是眼动脉发出之前闭塞；如果颈内动脉近心段血流频谱提示动脉血管内血流收缩期和舒张期均存在，频谱形态呈高阻型，则是眼动脉发出之后闭塞。

**19. 如何判断颈内动脉重度狭窄或闭塞的部位？**

**答：** ①通过眼窗检测颈内动脉虹吸段，如果是颈内动脉发出眼动脉之前的重度狭窄或闭塞，颈内动脉虹吸段为病变的远端，颈内动脉虹吸段的频谱呈低流速低搏动血流改变；如果病变发生在发出眼动脉之后，颈内动脉虹吸段为病变的近段，其频谱形态呈低流速高阻力样血流改变。②观察眼动脉的血流方向，如果眼动脉血流为反向，滑车上动脉在压迫同侧面动脉、颞浅动脉、下颌动脉后血流速度下降，则考虑病变部位为发出眼动脉之前；如果眼动脉方向正常，滑车上动脉在压迫同侧面动脉、颞浅动脉、下颌动脉后血流速度升高或不变，则考虑病变部位为发出眼动脉之后。

**20. 双侧颈内动脉均存在病变，其中一侧为重度狭窄，另一侧为闭塞，这时该如何选择手术侧及手术方式？**

**答：** 首先，考虑侧支循环情况，如果闭塞侧的血供依赖于狭窄侧供血（前交通支供血为主），考虑不做闭塞侧。如果没有前交通支动脉开放，闭塞侧后交通支开放和（或）颈内外侧支循环开放，而且闭塞侧闭塞时间比较短，在没有出现负性重构时，则考虑开通闭塞侧。其次，要考虑责任病变的部位，看看责任病变在哪一侧，是多发、单发，还是偶发。再次，要考虑病变手术的难易程度和累及范围。最后，还要看病变侧远段动脉有没有负性重构。通常首选剥脱，可以先做剥脱，后放置支架或者同时做，但不推荐先放置支架，因为负性重构时支架会产生剪切力，容易发生再次闭塞。

**21. 双侧颈内动脉颅外段存在重度狭窄，两侧狭窄处及狭窄以远流速相差不大，外科到底选择哪侧先行手术呢？选择标准是什么？**

**答：** 首先通过TCCS观察双侧大脑前动脉A1段，看看哪侧大脑前动脉A1段血流方向是逆转的，外科首先选择逆转侧进行手术治疗。如果双侧大脑前动脉A1段均未出现逆转，说明两边血供相对均衡，此时可行颈动脉压迫试验，如果前交通支存在，哪侧大脑前动脉A1段在压迫后逆流的血流更快就选择哪侧先进行手术。

**22. 为什么行颈动脉支架置入术后短期内会出现颈动脉再狭窄甚至闭塞？**

**答：** 颈动脉放置支架后球囊扩张时会将颈动脉斑块压扁，尽量使支架扩张，解决管腔狭窄，但在此过程中支架会对斑块产生切割效应，使得斑块内部的脂质释放出来，导致管腔内血栓形成，最后在支架置入术后短期内颈动脉管腔再次狭窄甚至出现闭塞。

**23. 为什么行颈动脉支架置入术一段时间后手术部位会发生再狭窄？**

**答：** 再狭窄的可能原因包括支架内血栓形成、内膜过度增生、血管重构等。支架置入后，因电荷的相互吸引，在支架表面覆盖一层血小板，此后5～7天内附壁血栓形成达到高峰。机械性扩张损伤血管内膜，内皮细胞撕脱，内皮下基质与胶原暴露，为血小板附着、聚集提供条件，促使血栓形成，而血栓中的生长因素等又会促进中层平滑肌细胞增殖。支架扩张对血管壁的损伤刺激局部巨噬细胞浸润，并引发一系列的炎症反应，而炎症反应又促使巨噬细胞等炎性细胞聚集，同时也会激活血管壁中层平滑肌细胞。炎性细胞活化后释放细胞因子及生长因子，从而促使平滑肌细胞和血管内膜增生。血管外膜炎症的浸润导致外膜纤维化，从而限制了血管代偿性扩张，导致动脉血管负性重构。此外，扩张支架过程中造成血管壁撕裂、中层变薄，在随后的修复过程中伴有血管壁的重构。另一方面球囊扩张所致破损斑块表面血栓形成、血管壁弹性回缩、血管壁的负性重构等因素也与支架置入术后再狭窄有关。

**24. 为什么行颈动脉支架置入术后超声复查时需要关注同侧颈外动脉开口处有无狭窄？**

**答：** 部分患者在行颈动脉支架置入术后会出现同侧颈外动脉开口处狭窄，其狭窄原因很大一部分是支架遮挡所致。如果患者颈动脉没有什么特别大的问题，颈外动脉狭窄不会对人体产生很大的影响。但患者因动脉粥样硬化狭窄而放置支架时，如果由于支架自身原因或其他原因导致动脉管腔再次狭窄，那么同侧颈外动脉可能就是其重要的代偿通路。如果此通路出现狭窄，将会对患者的脑血流供应产生非常大的影响，所以颈动脉支架置入术后复查需要关注同侧颈外动脉开口处有无狭窄。

**25. 为什么会发生颈动脉夹层？**

**答：** 动脉夹层指的是由于高血压、梅毒或者是动脉的先天病变导致动脉的内膜撕裂，血液进入动脉中层，沿着动脉的纵轴发展，将动脉血管的管腔分为真腔和假腔的状态，这种状态常常发生于颈总动脉，即为颈总动脉夹层。颈总动脉夹层很少单独存在，多半由于主动脉夹层，特别是A型主动脉夹层波及颈总动脉所致。一般主动脉夹层影响到颈总动脉时需要行手术治疗，通常行半主动脉弓或全主动脉弓置换，同时手术过程中注意脑保护、行脑灌注治疗，防止发生术后脑部并发症（图2.1.8）。

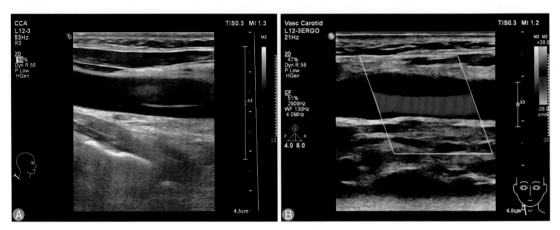

A. 右侧颈总动脉管腔内可见膜样结构将管腔一分为二；B. 右侧颈总动脉分为两个管腔，一个有血流信号，
一个没有血流信号，考虑为右侧颈总动脉夹层伴血栓形成。

**图2.1.8　颈动脉夹层的超声声像**

### 26. 为什么颈内动脉夹层会有不同的超声声像图表现？

**答：** 主要与动脉夹层到底是由近心端向远心端撕裂还是由远心端向近心端撕裂有关，通过观察颈内动脉起始段管径是否增宽和真腔的走行情况来初步判断。从颈内动脉近心端向远心端撕裂时，颈内动脉近心段夹层处管径增宽，真腔血流走行比较直；从远心端向近心端撕裂时，颈内动脉近心段管径变化不大，真腔血流走行呈"隧道征"。

### 27. 如何鉴别颈动脉壁内血肿型夹层与动脉粥样硬化性狭窄？

**答：** 两者的共同点均表现为管腔的阶段性狭窄。可以从以下几个方面进行鉴别：①病史：动脉夹层一般多发生于中青年，较少合并糖尿病、吸烟、动脉粥样硬化等危险因素，一般都有外伤史或夹层的诱因。动脉粥样硬化一般多发生于中老年，常常有高血压、高血糖、高血脂、抽烟等危险因素，且其他部位的动脉也会出现类似的超声表现。②症状：动脉夹层存在责任血管区域的症状和急性发病史，而动脉粥样硬化比较少。③其他部位血管状况：动脉夹层患者其他血管不存在或较少存在斑块等动脉硬化病变。④血管病变情况：动脉夹层一般在二维超声条件下可以观察到清晰的撕脱内膜结构等。

### 28. 为什么颈总动脉内探及膜样回声不一定是夹层？如何鉴别？

**答：** 有时颈总动脉管腔内可探及假膜样回声，可能是一种伪像，形成这种伪像的机制是与颈总动脉的外膜面反射体相邻的颈内静脉壁产生的镜面反射。利用彩色多普勒及M型超声可有效鉴别。通常，在动脉夹层中，真腔较假腔的血流速度快，两个腔内的血流图像不同。而在假性动脉夹层中，真腔和假腔的血流图像相同，可见假膜样回声与血管壁的运动同步（图2.1.9）。

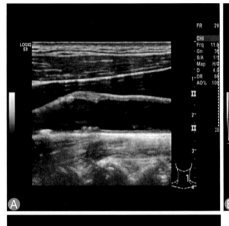
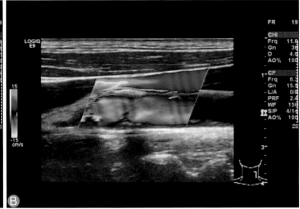
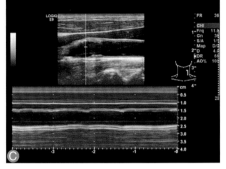

A.左侧颈总动脉管腔内可见类薄膜样结构，与颈动脉夹
　层非常相似；B.左侧颈总动脉管腔内血流充盈良好，未
　见明显充盈缺损；C.M 型超声提示左侧颈总动脉管腔内
　薄膜样结构与血管壁的运动同步。

图2.1.9　颈总动脉内的膜样结构

**29. 为什么颈动脉夹层会引起脑缺血的神经系统症状？**

**答：**颈动脉夹层时，撕脱的内膜将颈动脉分为真假两腔，血流通过破口进入假腔，由于假腔的分流，造成真腔血流减少；破损的内膜在管腔内随心动周期来回摆动，引起血流动力学改变，假腔内血流缓慢，易形成血栓，加重管腔的狭窄；部分血栓脱落，有可能通过破口进入真腔导致远心段脑动脉的栓塞继发血流灌注异常，引起急性脑梗死及相关临床症状。

**30. 如何判断是不是颈动脉蹼？**

**答：**日常工作中常常会遇到类似图2.1.10的超声声像图表现，很多超声医生可能都会误认为是颈动脉蹼，但其实大部分情况下这并不是真正的颈动脉蹼，而是因为超声回声失落伪像所致。为了进一步证实到底是颈动脉蹼还是颈动脉粥样硬化斑块，可以调整探头，使声束垂直于原先内膜缺失的部位，如果始终显示为缺失，则考虑为颈动脉蹼；如果内膜显示连续性良好，则考虑为颈动脉斑块。

**31. 为什么顺血流方向生长的颈动脉蹼容易合并血栓而逆血流方向生长的颈动脉蹼容易合并斑块？**

**答：**因为顺血流方向的颈动脉蹼与管壁之间的血流呈涡流，容易合并血栓；逆血流方向的颈动脉蹼与管壁之间容易受到血流的冲击，内膜受损，脂质沉积，容易形成斑块。

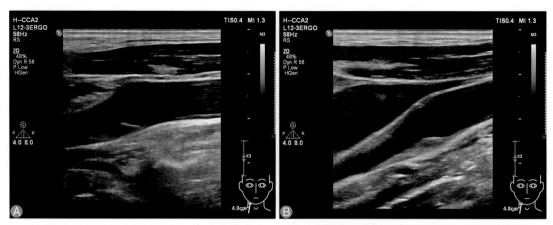

A. 颈动脉分叉处后壁见一低回声，似颈动脉蹼；B. 调整探头方向，使声束垂直于内膜缺失的部位时，缺失的内膜显示完整，明确诊断为颈动脉斑块。

**图2.1.10 容易误诊为颈动脉蹼的动脉粥样硬化斑块**

**32. 为什么颈动脉隔膜与颈动脉蹼不是同一种疾病?**

**答:** 一般颈动脉隔膜是沿动脉管腔长轴方向垂直生长，颈动脉蹼一般有一定的倾斜角度；颈动脉隔膜一般较颈动脉蹼厚；颈动脉蹼导致的狭窄一般是偏心的，颈动脉隔膜的孔一般位于中央；颈动脉隔膜的体部一般呈穹隆状凸向管腔（图2.1.11）。

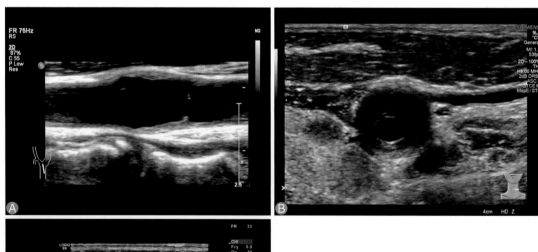

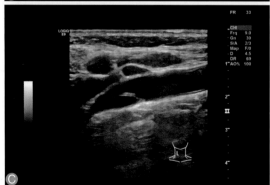

A、B. 左侧颈总动脉内可见动脉隔膜，附着动脉管壁的一圈，在管腔中央有一孔通过血流；C. 右侧颈动脉蹼附着于颈动脉分叉处后壁，顺血流方向呈锐角生长。

**图2.1.11 颈动脉隔膜与颈动脉蹼**

**33.为什么颈动脉局部一段管壁增厚需要考虑到短暂颈动脉周围炎症综合征的可能?**

 一般观察到局部颈动脉管壁增厚,首先需要考虑到颈动脉粥样硬化斑块和大动脉炎的可能性,但是颈动脉粥样硬化斑块患者一般年龄较大,存在动脉粥样硬化的危险因素,无明显狭窄时患者一般无症状,增厚的为动脉内中膜且以内膜为主;大动脉炎一般发生于年轻女性患者,动脉管壁的增厚一般为一段全管壁全层增厚。短暂颈动脉周围炎症(transient perivascular inflammation of the carotid artery,TIPIC)患者的年龄可小于50岁或更小;病变位于颈动脉某段,以颈动脉分叉处为多见,病变处固定压痛;外中膜结构不清晰,偏心增厚,可呈"洋葱皮"样改变,血管壁向外膨胀;与动脉粥样硬化不同,动脉粥样硬化通常发生在血管壁内膜层;病变内无钙化;在炎症的基础上可出现斑块、血栓形成;超声造影检查提示增厚处少量造影剂灌注;通常在抗炎药或皮质类固醇治疗后病变迅速消退,颈部疼痛也可自限性好转,而动脉粥样硬化斑块却是长期存在的(图2.1.12)。

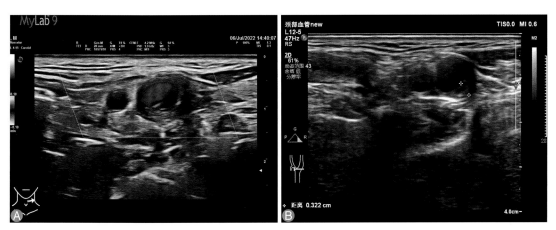

A.颈动脉分叉处外后侧壁局限性增厚;B.未经任何处理半年后复查,颈动脉分叉处增厚的管壁明显变薄,结合病史,考虑为 TIPIC。

**图2.1.12 典型TIPIC的超声声像**

**34.有没有颈动脉局部动脉炎的超声诊断?**

有,颈总动脉各段都会发生动脉炎,超声表现为局部"洋葱皮"样改变,目前国内还没有统一的分型,均归属于大动脉炎头臂干型。

**35.心脏搭桥的患者为什么要做颈部血管检查?**

颈部血管检查包括颈总动脉、颈内动脉、颈外动脉及椎动脉、锁骨下动脉,心脏搭桥常用乳内动脉,乳内动脉发自锁骨下动脉第一段的下壁,主要需要注意左侧锁骨下动脉有无窃血的可能,乳内动脉术前超声检查应评价以下内容:①内径:内径应≥1.6 mm;②血流方向:一定为正向,锁骨下动脉窃血时,也会从乳内动脉窃血,此时若行搭桥手术将会是致命性的;③血流速度:流速低于50 cm/s应在报告中体现,以供临床医生选择等。

### 36. 什么是放射性动脉损伤?

答: 放射性动脉损伤(radiation-induced arterial injury,RIAI)是在治疗各种肿瘤的过程中使用治疗性放射辐照引起。动脉中膜层滋养动脉的损伤会引起纤维化,再加上内膜的再生则可能导致管腔的狭窄。RIAI引起的动脉狭窄多发生于颈总动脉,而不是颈动脉分叉处和颈内动脉,所以需要对颈总动脉进行全程仔细扫查。一个不典型位置的颈动脉病变,且过去有放疗病史的患者都要考虑其病因可能为RIAI。放疗引起的狭窄病灶比非放疗引起的狭窄病灶要长得多,且放疗所致病灶的最狭窄区域更倾向于位于狭窄区域的末端(图2.1.13)。

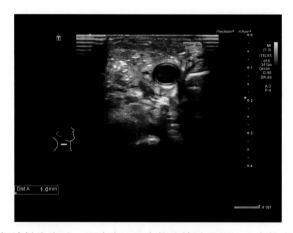

图2.1.13　颈部放射治疗后,颈动脉及颈内静脉管壁增厚,颈内静脉内径慢性变细

### 37. 为什么会发生颈动脉体瘤?

答: 颈动脉体瘤是一种较少见的肿瘤,占人类头颈部肿瘤的0.6%。颈动脉体是一个微小的卵圆形或者不规则形的粉红色组织,处于颈总动脉分叉处后方,通过结缔组织连在动脉壁上,颈动脉体有大有小,最大的直径在5 mm左右。颈动脉体瘤可能和长时间居住生活在高海拔地域、慢性的低氧血症等有关系,还与急性阻塞性肺疾病等有关系。

临床主要表现为颈部下颌角下方无痛性肿块,大部分发展比较慢,发生恶变时或瘤体内变性时会出现短时间内快速增大。较大者会出现局部压迫的表现,压迫颈总动脉或颈内动脉出现头晕、耳鸣、视力模糊甚至是昏厥等脑缺血的表现,压迫喉返神经发生声音嘶哑、呛咳,压迫舌下神经出现伸舌偏斜,压迫气管发生胸闷、呼吸困难等症状。少数患者合并颈动脉窦综合征,由于体位改变,肿瘤压迫颈动脉窦造成心跳变慢、血压下降、昏厥等。有的肿瘤会向咽部发展,检查时咽侧壁饱满、膨隆。颈动脉体瘤依附于动脉鞘,所以还会向侧方运动,垂直的方向活动会受到限制。部分肿块可扪及搏动和闻及血管杂音。治疗方法以手术切除为主,由于瘤体血供充足,病变位置比较独特,手术治疗的风险较大。手术治疗方式有肿瘤剥离术、肿瘤切除合并血管重建术及肿瘤切除合并血管结扎术(图2.1.14)。

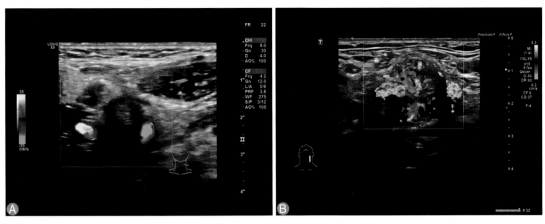

A. 左侧颈动脉体瘤，瘤体将颈内动脉和颈外动脉向外侧挤压，使得其间的夹角增大，彩色多普勒未见明显血流信号；B. 左侧颈动脉体瘤，将颈外动脉包裹其内，彩色多普勒提示其内血流信号丰富。

**图2.1.14　典型颈动脉体瘤的超声声像**

**38. 颈动脉内膜剥脱术前超声需要评估哪些内容?**

**答:** 颈动脉内膜剥脱术前超声需要评估以下内容：①颈部血管超声评估内容：颈动脉分叉位置与下颌角的关系；颈总动脉管径、管腔斑块情况、斑块的范围；颈动脉狭窄程度、责任斑块总长度、累及范围距分叉向上和向下的距离、以远颈内动脉管径及管腔情况；颈动脉最狭窄处责任斑块性质、形态、是否伴钙化及钙化的位置、斑块表面纤维帽情况、残余管腔的位置；颈动脉最狭窄处残余管径、原始管径、狭窄处及狭窄以远的流速及收缩期流速比值；颈外动脉管腔情况；甲状腺上动脉起源位置及距分叉的距离。②TCCS评估内容：双侧颞窗透声情况、大脑中动脉流速、压迫患侧颈总动脉后大脑中动脉下降情况、前后交通支开放情况等。

**39. 颈动脉内膜剥脱术后超声需要评估哪些内容?**

**答:** 颈动脉内膜剥脱术后超声需要评估以下内容：术后下切缘、颈动脉球部、上切缘的内径和血流峰值流速；有无残留斑块、残留斑块的位置和大小及颈内动脉远端的流速和频谱形态；手术切缘处有无内膜活瓣及内膜活瓣是否导致管腔狭窄；颈外动脉血流充盈及血流速度情况等。

**40. 颈动脉支架置入术后超声需要评估哪些内容?**

**答:** 颈动脉支架置入术后超声需要评估以下内容：支架总长度，支架近段、中段、远段的位置、内径，支架各段血流速度及频谱形态，支架处有无斑块、斑块的大小和质地，支架外颈内动脉远段和颈外动脉血流速度和频谱形态等。

**41. 如何鉴别颈内静脉是真性狭窄还是假性狭窄?**

**答:** 嘱患者进行Valsalva动作，观察内径随呼吸的时相改变，如果狭窄处内径改变不明显，则判断为颈内静脉真性狭窄；如果狭窄处内径变化明显，甚至基本恢复正常则判断为假性狭窄。

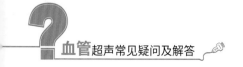

## 第二节　椎动脉及锁骨下动脉

**1. 为什么椎动脉起点异常和起源异常是两个不同的诊断?**

　椎动脉起点异常是指椎动脉依旧起自锁骨下动脉,只是其自锁骨下动脉发出的起始点不正常,正常椎动脉起自锁骨下动脉近段的上壁;椎动脉起源异常是指椎动脉不是起自锁骨下动脉,而是起自其他动脉,如颈动脉、主动脉弓等。仔细观察椎动脉起始位置就可以明确诊断,这对于临床行介入治疗时有非常重要的提示价值。

**2. 如何准确判断椎动脉走行变异?**

　　正常椎动脉是$C_6 \sim C_7$椎间隙入横凸孔,如果出现变异则可能从$C_5 \sim C_6$、$C_4 \sim C_5$或$C_3 \sim C_4$椎间隙入横凸孔,这样的变异会导致椎动脉常常因为转头或外力受到损伤,出现后循环供血不足。如何准确判断椎动脉是否走行变异是困扰很多超声医生的一个临床问题,只要从上而下数一下椎动脉在椎间隙的节段数就可以解决这一问题。正常椎动脉在椎间隙一共走行四个节段,少一个节段说明椎动脉自$C_5 \sim C_6$椎间隙入横凸孔,少两个节段说明椎动脉自$C_4 \sim C_5$椎间隙入横凸孔,以此类推。但是需要注意一下,有时$C_2 \sim C_3$椎间隙非常小,可能会少算一个节段,如果发现最上面的一个节段特别长时就有可能漏数了一个节段。

**3. 为什么检查椎动脉时,彩色多普勒取样框垂直时椎动脉血流显示最佳?**

　　一般情况下,多普勒声束与血流之间的夹角越小,血管腔内的血流信号显示越好。由于颈椎横突和软组织之间的声阻抗差影响声束传播,所以椎间隙段椎动脉在多普勒声束与血流之间夹角小时血流信号显示不理想,成90°夹角时反而显示理想(图2.2.1)。

**4. 为什么椎动脉闭锁和闭塞不是同一个疾病?**

　　椎动脉闭锁是一种先天性发育异常,椎动脉V2段的频谱多普勒呈现高阻型血流频谱改变,舒张期有少许血流;椎动脉闭塞为后天性的,虽然椎动脉V2段

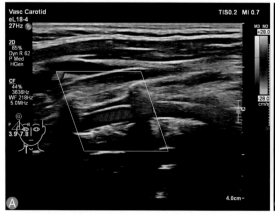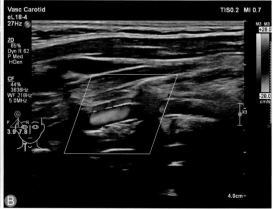

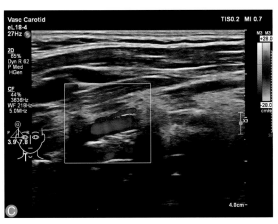

A、B.彩色多普勒取样角度没有垂直,血流信号显示欠佳; C.彩色多普勒取样角度为90°,血流信号显示良好。

**图2.2.1　不同彩色多普勒取样角度的椎动脉血流显示**

的血流频谱也呈现高阻型血流频谱改变,但舒张期无血流信号,通过血流的频谱形态就可以鉴别这两种疾病。

**5. 为什么同样的条件下颈总动脉血流显示良好而椎动脉血流显示欠佳?**

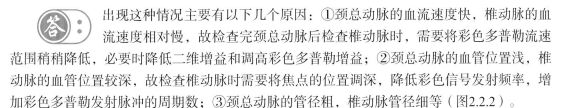出现这种情况主要有以下几个原因:①颈总动脉的血流速度快,椎动脉的血流速度相对慢,故检查完颈总动脉后检查椎动脉时,需要将彩色多普勒流速范围稍稍降低,必要时降低二维增益和调高彩色多普勒增益;②颈总动脉的血管位置浅,椎动脉的血管位置较深,故检查椎动脉时需要将焦点的位置调深,降低彩色信号发射频率,增加彩色多普勒发射脉冲的周期数;③颈总动脉的管径粗,椎动脉管径细等(图2.2.2)。

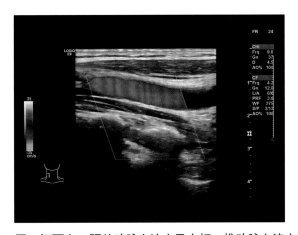

**图2.2.2　同一切面上,颈总动脉血流充盈良好,椎动脉血流充盈欠佳**

**6. 进行椎动脉超声检查时,scale 调整在 10 cm/s 以下,椎动脉仍不能显示血流信号,为什么?**

这可能是由于操作者操作不当所致,需要调整彩色多普勒的取样框、彩色优先、降低频率等;也可能是由于椎动脉本身就闭塞而不能显示。这时就要注意椎静脉的血流能否显示，通常静脉比动脉的血流速度低，如果椎静脉的血流信号可以显示，而椎动脉的血流信号不能显示，则椎动脉闭塞的可能性较大。同时可以使用脉冲波多普勒，如果也不能测到血流频谱，那么椎动脉闭塞的诊断就更加可靠。

**7. 为什么检查椎动脉时应在患者颈部自然伸展状态下完成，而不应该刻意过度转动颈部？**

答：当患者过度转动颈部时容易牵拉被检查侧椎动脉，使之受压、扭曲程度加剧，以至于打破椎动脉自然走行状态，人为造成椎动脉狭窄状态，随之出现椎动脉管径、血流显像、血流参数变化，使得测量信息不可信。但任何情况均不是绝对的，如：当患者自述某一体位才会出现头晕等临床症状时，超声检查最好在这一特定体位进行检查，这样才能明确诊断病因。

**8. 为什么会出现一段椎动脉内没有血流信号但其内径反而比其他段宽？**

答：如果椎动脉管腔内出现回声充填，内部没有血流信号，但其内径较宽，这时需要仔细辨认，鉴别椎动脉闭塞段会不会是夹层所致，通过观察椎动脉管壁结构是否完整以便鉴别。

**9. 为什么双侧椎动脉全程细或狭窄，但其中一侧椎动脉远心段突然开始内径增粗？**

答：如果双侧椎动脉全程细或狭窄，其中一侧椎动脉远心段突然开始增粗，需要考虑到内径增粗起始处可能有其他动脉血管汇入，导致其远心段血流量增多，从而出现内径增宽，这种情况首先要考虑到永存动脉的可能性。

**10. 如果一侧椎动脉开口处重度狭窄或闭塞，而椎间隙段频谱呈现高阻改变，这是为什么？**

答：当椎动脉开口处存在重度狭窄或闭塞，椎间隙段血流频谱一般是低速低阻改变。如果出现高阻改变，说明椎动脉颅内段也存在狭窄性病变，需要进一步向颅内追踪，发现病变所在位置。

**11. 当椎动脉开口处狭窄合并同侧椎间隙段内径细时，为什么不能诊断为生理性椎动脉细？**

答：因为椎动脉开口处狭窄导致椎间隙段血流量减少，动脉弹性回缩，管径变细，当行开口处狭窄解除术后，椎动脉椎间隙段内径可以恢复正常，而椎动脉生理性细不论血流量变多还是变少，管径都不会发生很大变化。

**12. 一侧椎动脉闭塞，另一侧椎动脉重度狭窄，重度狭窄侧椎动脉频谱为什么会出现切迹？**

答：当一侧椎动脉闭塞，另一侧椎动脉重度狭窄时，重度狭窄的椎动脉远心段可以有侧支汇入，增加椎动脉远心段的压力，从而导致重度狭窄的椎动脉近心段血流频谱形态出现切迹。

**13. 为什么双侧椎动脉内径对称，一侧椎动脉频谱形态正常，另一侧椎动脉呈高阻改变甚至出现锁骨下动脉窃血的血流频谱？**

答：在双侧椎动脉内径正常且对称的情况下，一般双侧椎动脉的频谱形态是对称的，如果出现一侧频谱正常，另一侧出现高阻改变，甚至出现类似锁骨下动脉窃血的椎动脉频谱改变，首先要考虑频谱形态异常侧远心段（与正常侧椎动脉汇合成基底动脉之前）出现狭窄甚至闭塞可能，需要进一步向远心段扫查，尤其是V3和V4。但是在行超声检查时，我们也需要注意另外一种情况，当被检查者头部过度向被检查对侧偏时，可以导致椎动脉局部受压，所以会出现一侧椎动脉频谱形态异常。可以让被检查者头稍稍放正，不要偏向或稍稍偏向被检查对侧，再次观察椎动脉频谱形态，如果频谱形态恢复正常，说明原先出现的频谱形态异常是由于椎动脉受压导致，可以诊断该患者的转颈试验为阳性。

**14. 正常椎动脉收缩期也会有切迹，那么什么时候才考虑为锁骨下动脉窃血？什么时候诊断为正常？**

答：首先，可以和同侧颈内动脉、对侧椎动脉频谱形态比较，如果血流频谱形态类似则考虑为正常，如果频谱形态不同，则考虑为异常，可能存在锁骨下动脉窃血；其次，观察同侧锁骨下动脉或无名动脉有无50%以上狭窄，如果没有中重度狭窄，则考虑椎动脉频谱形态为正常现象。

**15. 为什么会出现锁骨下动脉窃血？**

答：窃血是虹吸作用所引起，在正常生理情况下，颅内动脉的动脉压低于主动脉弓或其分支的压力，以保持正常的颅内供血。当这种压力梯度发生颠倒时，血液则可由头部向心脏方向逆流或流往上肢。锁骨下动脉窃血就是因病变使锁骨下动脉的压力低于基底动脉导致。动物实验发现，当急性闭塞狗的右侧锁骨下动脉近心侧时，会引起右侧椎动脉血流逆行，这种血流逆行取决于全身血压和右椎-锁骨下动脉连接处的血压差，当血压差增加时，即引起血流逆行。

当锁骨下动脉或头臂干近心段有狭窄甚至闭塞时，并不一定都发生窃血现象。产生窃血现象要有许多生理及解剖上的因素，但其中最重要的是锁骨下动脉狭窄的程度，以及双上肢同名动脉收缩压差情况。此外，还要看侧支循环的情况。

窃血的方式：①一侧锁骨下动脉或头臂干近心段闭塞时，血液流动方向为对侧椎动脉→基底动脉→患侧椎动脉→患侧锁骨下动脉的远心段；②头臂干闭塞时，除按上述方式外，同时血液经由后交通支动脉→患侧颈内动脉→颈总动脉→患侧锁骨下动脉的远心段；③左锁骨下动脉和右侧头臂干同时狭窄，血液经两侧后交通支动脉→基底动脉→两侧椎动脉→两侧锁骨下动脉的远心段。

窃血时侧支循环的意义：当锁骨下动脉窃血时，侧支循环的出现是对阻塞的一种反应。脑血管造影常见下列5种侧支循环：①椎动脉和椎动脉；②甲状腺上动脉和甲状腺上动脉；③颈升动脉和同侧椎动脉及椎前动脉的分支；④同侧颈升动脉和椎动脉的分支；⑤颈外动脉的枕支和同侧椎动脉的肌支（枕椎吻合）。从理论上来看，基底动脉环是一个良好的侧支循环系统，但它受先天发育的限制［尤其是后交通支动脉发育不良（占22%）］，在颅外有大血管阻塞时，能严重影响血循环（图2.2.3）。

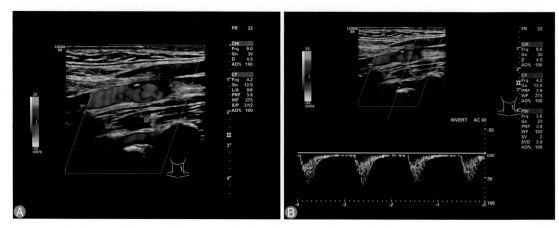

A. 右侧椎动脉和颈动脉血流颜色相反，椎动脉血流反向；B. 椎动脉在整个心动周期血流完全逆转，考虑为完全型锁骨下动脉窃血。

**图2.2.3　完全型锁骨下动脉窃血的超声声像**

### 16．为什么锁骨下动脉窃血好发于左侧？

**答：** 锁骨下动脉窃血好发于左侧可能由于左侧锁骨下动脉与主动脉的起始处所成角度大，易受血流冲击而导致动脉粥样硬化，导致左侧锁骨下动脉狭窄甚至闭塞，从而出现左侧锁骨下动脉窃血。

### 17．为什么椎动脉血流反向不一定是锁骨下动脉窃血？

**答：** 椎动脉血流频谱出现反向，除了可能是锁骨下动脉窃血外，还可能由以下原因引起：①椎动脉近心段狭窄或闭塞：与锁骨下动脉窃血原理相同，只是路径缩短，窃血程度一般都是部分性，需要仔细观察椎动脉起始段，必要时行束臂试验可以鉴别，锁骨下动脉病变引起的窃血行束臂试验时可加重，椎动脉近心段病变所致的椎动脉频谱形态异常在束臂试验时无明显频谱形态改变；②椎动脉先天性发育不良（vertebral artery hypoplasia，VAH）：椎动脉内径≤2.0 mm或者内径小于对侧50%以上可诊断为先天性发育不良，引起同侧椎动脉血流量减少，收缩期出现切迹等血流动力学改变；③上肢血管动静脉瘘：上肢动脉血流阻力减少，血流量增多可导致椎动脉代偿性窃血，如透析患者高血流量内瘘，可以询问患者病史进行鉴别等。

### 18．为什么有的锁骨下动脉窃血病例基底动脉频谱会出现改变，有的病例没有改变？

**答：** 锁骨下动脉窃血根据窃血的程度和对侧椎动脉代偿的情况，主要有3种窃血通路，分别为对侧椎动脉、基底动脉和枕后动脉，这3种窃血途径一般随疾病严重程度依次开放，所以锁骨下动脉窃血病例可以出现基底动脉频谱改变，也可以不出现，出现基底动脉频谱改变的病例窃血程度一般比较严重。当枕后动脉窃血通路开放时说明窃血程度非常严重，但枕后动脉窃血通路的作用非常微弱，患者的临床症状会比较重。

**19. 为什么一侧锁骨下动脉起始段中重度狭窄而同侧椎动脉却没有出现锁骨下动脉窃血的频谱改变？**

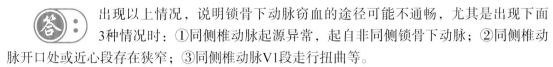

出现以上情况，说明锁骨下动脉窃血的途径可能不通畅，尤其是出现下面3种情况时：①同侧椎动脉起源异常，起自非同侧锁骨下动脉；②同侧椎动脉开口处或近心段存在狭窄；③同侧椎动脉V1段走行扭曲等。

**20. 为什么一侧椎动脉出现类锁骨下动脉窃血的切迹样频谱改变却不能诊断为锁骨下动脉窃血？**

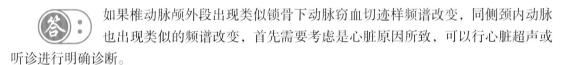

锁骨下动脉窃血这个诊断成立的首要条件为锁骨下动脉开口处或近心段存在中重度狭窄，如果椎动脉频谱出现异常侧锁骨下动脉无明显狭窄或仅轻度狭窄时，则不能诊断为锁骨下动脉窃血，可以向椎动脉V1段或开口处追踪，看看椎动脉开口处或近心段有无狭窄或闭塞，如果有，则诊断为椎动脉近心段病变或颅外段病变。

**21. 为什么椎动脉颅外段出现类似锁骨下动脉窃血切迹样频谱改变，同侧颈内动脉也出现类似的频谱改变？**

如果椎动脉颅外段出现类似锁骨下动脉窃血切迹样频谱改变，同侧颈内动脉也出现类似的频谱改变，首先需要考虑是心脏原因所致，可以行心脏超声或听诊进行明确诊断。

**22. 一侧锁骨下动脉重度狭窄，同侧椎动脉开口处流速出现升高，该如何诊断？**

首先，在二维声像图上需要明确椎动脉开口处有无病变，如果无斑块且内径正常，流速升高可能是由于同侧锁骨下动脉狭窄处高流速冲击至椎动脉开口处所致；如果椎动脉开口处的确存在狭窄，那么判断狭窄程度可以用开口处峰值流速与椎间隙段峰值流速的比值进行椎动脉开口处狭窄程度的评估，不能仅依据开口处收缩期最大峰值流速进行判断。

**23. 左侧锁骨下动脉闭塞，右侧锁骨下动脉或椎动脉重度狭窄，为什么左侧椎动脉还会出现窃血频谱？**

当左侧锁骨下动脉闭塞伴右侧椎动脉或锁骨下动脉重度狭窄时，由于颅内后循环存在异常的压力梯度，可出现基底动脉→椎动脉→锁骨下动脉的窃血，但是这种情况下的基底动脉窃血频谱最常见的为Ⅰ期频谱切迹样改变，很少出现Ⅱ期和Ⅲ期。

**24. 部分型锁骨下动脉窃血椎动脉 V4 段频谱与脑死亡的振荡波频谱有何不同？**

部分型锁骨下动脉窃血椎动脉V4段出现的血流频谱逆转主要发生在收缩期，收缩期的血流反向（Ⅱ期窃血）；而脑死亡时显示的振荡波的血流反向主要发生在舒张期。

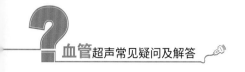

**25. 一侧椎动脉 V4 闭塞，另一侧颅外段狭窄术后出现再狭窄，如何评价狭窄侧颅外段再狭窄程度？**

**答：** 此时狭窄程度的判断不能仅依据狭窄处峰值流速，可以通过流速比值和同侧颅内V4段的流速和频谱形态进行判断。如果峰值流速比值在2～4，颅内椎动脉V4段流速可达40 cm/s左右，频谱形态无明显低搏动改变，则可诊断狭窄程度为50%～69%，否则狭窄程度为70%～99%。

**26. 为什么有时使用收缩期峰值流速超过 343 cm/s 这个标准诊断锁骨下动脉重度狭窄不准确？那么在日常工作中如何诊断锁骨下动脉的轻、中、重度狭窄？**

**答：** 众所周知，血流速度常常会受到心功能、血管走行、近心段狭窄程度和远心段狭窄程度等多个因素的干扰，单纯使用狭窄处峰值流速一个指标来判断狭窄程度是不可靠的，需要结合其他指标，如：狭窄处峰值流速与狭窄远端流速比值、狭窄远端频谱形态及二维超声观察到的狭窄情况等。目前国内没有统一的诊断锁骨下动脉轻中度狭窄的诊断标准，主要依靠内径法：①轻度狭窄（直径狭窄率小于50%）：二维图像上，锁骨下动脉的狭窄程度在30%～50%，血流有充盈缺损，但是不明显，血流速度正常，没有出现锁骨下动脉窃血频谱改变，同侧椎动脉的血流方向和速度正常；②中度狭窄（直径狭窄率为50%～69%）：内径狭窄程度在50%～69%，彩色血流有明显充盈缺损，血流速度较健侧升高，其远端血流频谱开始出现改变，同侧椎动脉频谱出现达峰时间延长，偶尔可以出现切迹征或兔耳朵征；③重度狭窄（直径狭窄率为70%～99%）：内径狭窄率大于70%，流速大于诊断标准，同侧椎动脉血流频谱开始出现窃血征，如果狭窄程度达到90%以上时，收缩期和舒张期血流完全逆转，出现完全型窃血血流频谱，闭塞时也是完全逆转。

**27. 椎－基底动脉有节段性血流流速改变，但流速达不到狭窄的诊断标准时怎么诊断？**

**答：** 如果椎－基底动脉局部血流速度达不到狭窄的诊断标准时，则没有临床意义。如果同时存在多处血流流速升高达到狭窄的诊断标准时，则用最高的血流流速来进行判断狭窄程度。当出现基底动脉和椎动脉同时存在狭窄时，要注意区分到底是哪根血管出现狭窄，特别是使用TCD检查的时候，由于TCD取样容积较大，容易同时包含2个狭窄处的血流速度，要结合TCCD进行区分。如果基底动脉狭窄较重，那么双侧大脑后动脉血流速度和频谱形态会受影响，单纯一侧椎动脉狭窄一般不影响双侧大脑后动脉的血流速度和频谱形态，利用这点也可以进行鉴别诊断。

**28. 为什么锁骨下动脉重度狭窄不一定会引起同侧椎动脉血流反向？**

**答：** 锁骨下动脉重度狭窄会不会引起同侧椎动脉血流反向与很多因素有关。当锁骨下动脉（subclavian artery，SA）狭窄同时合并对侧椎动脉（vertebral artery，VA）重度狭窄时，椎动脉远段尤其是颅内段的血管管腔内压力相对降低，当不能形成健侧颅内与患侧颅外之间的有效压力梯度差时，VA-VA通路不能开放或开放不完全，此时患侧VA的逆流则无法实现；当SA狭窄合并同侧VA重度狭窄时，一方面SA狭窄影响VA血流速度升高；另一方面，VA狭窄会影响SA窃血通路的通畅性；SA和VA重度狭窄使VA椎间隙段及颅内段血流灌注压力明显降低，VA与颈外动脉、甲状颈干、肋颈干等血管及其分支之间会形成丰富的侧支循环，这部分血流一部分供应颅内，还有一部分血流反向供应SA远段。但是由于患侧VA起始段的重度狭窄造成阻力的升高，使得颅内的血流反向受阻，另外，来自VA侧支的血流也起到了一部分阻挡颅内血流反向的作用。是否会产生VA血流方向逆转还取决于SA远段的灌注压力与同侧VA远段压力的大小。如果前者大于后者，VA不出现反流，反之，VA血流方向则发生部分逆转。

## 第三节　颅脑血管

**1. 为什么目前国际上胎儿大脑中动脉均以 PI 来预测脑缺氧而不是 RI？PI 变化有什么临床价值？**

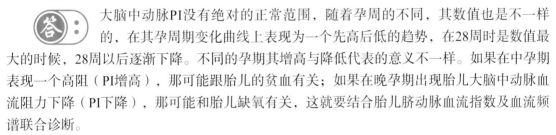

大脑中动脉PI没有绝对的正常范围，随着孕周的不同，其数值也是不一样的，在其孕周期变化曲线上表现为一个先高后低的趋势，在28周时是数值最大的时候，28周以后逐渐下降。不同的孕期其增高与降低代表的意义不一样。如果在中孕期表现一个高阻（PI增高），那可能跟胎儿的贫血有关；如果在晚孕期出现胎儿大脑中动脉血流阻力下降（PI下降），那可能和胎儿缺氧有关，这就要结合胎儿脐动脉血流指数及血流频谱联合诊断。

胎儿大脑对缺氧最为敏感。胎儿缺氧时，随着缺氧和酸中毒程度的加重，胎儿的血流动力学为了保证心、脑等生命重要器官的氧气和营养物质的供应，增加这些器官的血流量，会减少躯体、内脏及肾脏血流量。此时通过胎儿体内的神经和体液调节，供应心脑等重要器官的血管扩张，阻力下降，血流量增加，而外周血管收缩，阻力增加，血流量减少。这种现象称为"脑保护效应"或"血流再分布"现象。

从胎儿血流动力学改变的特点中不难看出，缺氧胎儿表现出很强的自我调节能力，通过血管收缩与舒张功能的变化，使血流分布明显异于正常胎儿，周围血管、腹部器官与胎盘供血的阻力增加，血供减少；而颅内供血则与其相反，血供相对稳定与增加。在胎儿轻度缺氧时，大脑中动脉扩张，阻力明显下降以保证大脑血液供应。多普勒超声所见到的最早反应是脑动脉扩张，即大脑中动脉阻力下降，处于缺氧的代偿期。缺氧代偿期胎儿若能及时处理，则胎儿预后良好。

当脑动脉扩张不足以满足发育期胎儿大脑对氧的需求时，会出现躯体动脉系统的阻力升高，并最终使舒张末期血流消失出现异常的脐动脉血流，而大脑中动脉阻力也将会随之升高，进入缺氧的失代偿期。此时胎儿处于缺氧的失代偿期，预后不佳。

大脑中动脉的血流动力学指标中目前研究最多的是PI和RI，其与血管阻力有良好的正相关性。大脑中动脉的RI具有双向变化，即缺氧代偿期阻力下降，缺氧失代偿期阻力升高。这样RI就比较难以界定了。而PI不仅能反映收缩期峰值流速，还能反映整个周期平均流速，更能代表血流波形的整体情况，反映了整个心动周期血流动力学变化，PI被称为预测胎儿晚期

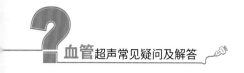

缺氧的最佳指标。

**2.为什么胎儿大脑中动脉会出现"小蝴蝶翅膀"样低阻频谱?**

当胎儿出现缺氧,胎儿大脑中动脉则变为峰值流速降低,出现切迹,呈"小蝴蝶翅膀"样低阻频谱。正常频谱为高速高阻,呈"利剑峰"样。

**3.为什么大脑中动脉和大脑前动脉发生动脉夹层甚为少见,但死亡率却很高?**

颅内后循环血管易发生动脉夹层,动脉夹层好发于中膜与外膜间隙,导致蛛网膜下腔出血;大脑前动脉和大脑中动脉主要侵及内膜和中膜间隙,导致血管真腔的严重狭窄及大面积脑梗死,死亡率高达75%。

**4.为什么双侧颅内同名血管的血流速度和搏动指数也在正常范围内,但是一侧血管搏动指数高,另一侧搏动指数低?**

如果双侧颅内同名血管的血流速度在正常范围以内,搏动指数也在正常范围,但是一侧搏动指数相对高,一侧搏动指数相对低,则需要考虑搏动指数低的一侧存在病变。因为如果搏动指数高的一侧有问题,就应该怀疑其远端病变,远端存在病变时其流速不可能处于正常范围,只会出现低速高阻的频谱改变,不会出现高速高阻的频谱改变。

**5.为什么颅内血管会出现高阻钝性频谱改变?**

颅内血管出现高阻改变主要是动脉硬化所致,钝性血流频谱改变主要是指血流频谱峰值波形上的峰是钝的,而非像刀一样尖,一般是由高血脂引起。频谱形态是高阻钝还是高阻尖其临床价值不大,只要进行描述性诊断即可。

**6.一侧颈内动脉重度狭窄,同侧颅内病变如何判断狭窄程度?**

一侧颈内动脉存在重度狭窄且同侧颅内血管也存在狭窄性病变时,颅内病变的狭窄程度可以通过以下几个方面进行判断:①颈内动脉颅外病变远端的血流速度如何,如果狭窄处流速高达300～400 cm/s,入颅段流速下降至50～60 cm/s,按照这样递减的趋势,到达大脑中动脉的流速绝对不会超过入颅段流速的一半;②看侧支循环开放情况,如果三支都开放,那么入颅处的低流速可能是假象,三支开放后会在颈内动脉终末段形成一个平衡点,此时大脑中动脉的流速应该和正常一样,狭窄程度的判断标准同正常,但是大脑中动脉的血流频谱形态会出现加速时间延长;如果三支开放不良,此时狭窄程度比正常标准上升一个级别;如果健侧大脑前动脉流速达170 cm/s,患侧逆转的大脑前动脉才60 cm/s,需要考虑前交通支发育不良或健侧动脉前动脉存在狭窄。

**7.一侧大脑中动脉重度狭窄或闭塞,为什么对侧大脑中动脉流速出现升高?**

一侧大脑中动脉重度狭窄或闭塞时,同侧大脑前动脉和大脑后动脉流速升高考虑为代偿,而对侧大脑中动脉流速升高应首先考虑为动脉狭窄,因为健侧大脑中动脉的血无法代偿至病变侧大脑中动脉。

**8. 为什么有时用压迫试验判断前交通支是否开放并不准确？**

因为有部分颈总动脉闭塞或颈内动脉闭塞后，病变侧的颈外动脉部分血管可能来自对侧的颈外动脉侧支，而病变侧的颈内外动脉侧支也可能开放，就会导致压迫健侧颈总动脉时，病变侧大脑中动脉血流下降。与通常所见的前交通支开放鉴别要点如下：①前交通支开放时健侧的颈内动脉流速会升高，将血通过前交通支流入对侧；②如果是上面所说的特殊情况，那么健侧的颈外动脉流速升高，病变侧的颈外动脉血流会出现逆转，病变侧的眼动脉血流也出现逆转。

**9. 为什么彩色多普勒上看到前或后交通支似乎开放，但实际并没有？如何明确诊断？**

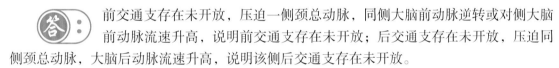

如果彩色多普勒超声上看到前或后交通支开放，需要考虑到有伪像存在的可能，可以通过颈动脉压迫试验进一步证实是不是前或后交通支开放，也可以在动态条件下降低彩色增益。如果在降低彩色多普勒增益后，原先显示的前或后交通支血流信号消失则表明前或后交通支没有开放，之前出现的血流信号可能就是伪像。

**10. 怎么判断颅内血管前交通支开放？**

压健侧颈总动脉，患侧大脑中动脉流速减低，则说明颅内前交通支已开放。

**11. 如何判断颅内血管交通支存在未开放？**

前交通支存在未开放，压迫一侧颈总动脉，同侧大脑前动脉逆转或对侧大脑前动脉流速升高，说明前交通支存在未开放；后交通支存在未开放，压迫同侧颈总动脉，大脑后动脉流速升高，说明该侧后交通支存在未开放。

**12. 行颅脑血管检查时，什么时候需要做压颈试验？一般压几次？**

一般发现双侧颅内大脑半球流速不对称或搏动指数不对称时，就需要考虑进行压颈试验，一般压2次左右即可。

**13. 在行颈动脉压迫试验时，TCCS 或 TCD 能不能通过频谱鉴别所监测到的栓子是否来自颈动脉？**

能，压迫颈动脉所致的栓子多出现在被压迫的颈动脉再次恢复血供瞬间，在频谱形态上表现为血流下降后再次上升的瞬间。

**14. 为什么在 TCCS 上看到大脑中动脉与大脑后动脉之间有交通支需要考虑到有伪像的可能？**

大脑中动脉与大脑后动脉之间的后交通支一般在以下三种情况开放：第一，由颈内动脉系统向椎基底动脉系统供血，说明椎基底动脉近心段狭窄；第二，由椎基底动脉系统向颈内动脉系统供血，说明颈动脉有狭窄；第三，胚胎型大脑后动脉，P1段缺如，P2段由同侧颈内动脉系统经过后循环供血。除外以上三种情况，如果看到大脑后动脉与大脑中动脉之间有交通支，就需要考虑可能是伪像，价值不大。为了进一步判断所看到的血管是不是后交通支，可以在该血管处采集频谱，如果有动脉频谱，且压迫同侧颈总动脉时，该频谱消失甚至出现逆转，则可以明确诊断为后交通支开放。

**15. 一侧颈动脉颅外段出现重度狭窄或闭塞，如何判断颅内血管后交通支开放？**

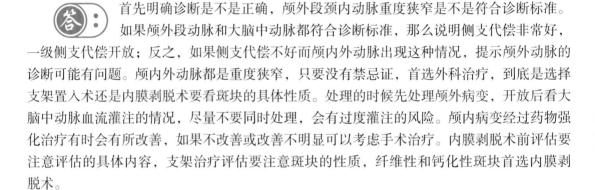 如果颅内前交通支已经开放，压迫健侧颈总动脉，患侧大脑后动脉流速升高，说明患侧后交通支开放；如果颅内前交通支没有开放，压迫患侧颈总动脉，患侧大脑后动脉流速升高，说明患者后交通支开放。

**16. 当颅外段颈内动脉有重度狭窄，同侧大脑中动脉流速又达到 200 cm/s 以上的时候，应该选择什么治疗方式，内科治疗还是手术处理？支架置入还是内膜剥脱术？先处理颅内病变还是先处理颅外病变？选择治疗方案的依据是什么？术前应该怎么评估？术中应该注意什么？**

首先明确诊断是不是正确，颅外段颈内动脉重度狭窄是不是符合诊断标准。如果颅外段动脉和大脑中动脉都符合诊断标准，那么说明侧支代偿非常好，一级侧支代偿开放；反之，如果侧支代偿不好而颅内外动脉出现这种情况，提示颅外动脉的诊断可能有问题。颅内外动脉都是重度狭窄，只要没有禁忌证，首选外科治疗，到底是选择支架置入术还是内膜剥脱术要看斑块的具体性质。处理的时候先处理颅外病变，开放后看大脑中动脉血流灌注的情况，尽量不要同时处理，会有过度灌注的风险。颅内病变经过药物强化治疗有时会有所改善，如果不改善或改善不明显可以考虑手术治疗。内膜剥脱术前评估要注意评估的具体内容，支架治疗评估要注意斑块的性质，纤维性和钙化性斑块首选内膜剥脱术。

**17. 颈内动脉颅外段重度狭窄，为什么颅内侧支循环没有开放？**

当颈内动脉颅外段狭窄程度接近70%时，往往颅内侧支循环不开放。颈内动脉颅外段狭窄程度越严重，颅内侧支循环开放的可能性越大。侧支循环开放主要与颅内血管压力梯度的差异、侧支通路的完整性和侧支通路的通畅性等有关。如果颈内动脉颅外段狭窄程度刚达到重度狭窄的标准，颅内两侧大脑半球的压力可能还是相对平衡的，不会出现颅内侧支开放；另外，如果一侧颈内动脉存在重度狭窄，另外一侧颈内动脉存在中度狭窄，也可能出现两侧大脑半球的压力还是相对平衡，也不会出现颅内侧支开放。

**18. 为什么一侧大脑前动脉 A1 段不存在，即使前交通支开放，超声也不诊断为前交通支开放？**

因为超声诊断前交通支开放指的是经大脑前动脉逆流的血液流入病变侧的大脑中动脉。一侧大脑前动脉A1段未发育，那么对侧大脑前动脉的血经过前交通支只能流入病变侧的大脑前动脉A2段，无法流入到病变侧的大脑中动脉，故不能诊断前交通支开放，但是在放射科这种情况通常会被诊断为前交通支开放，所以在临床工作中需要注意其导致的超声诊断和放射诊断出现的差异。

**19. 为什么压迫对侧颈总动脉时，观察侧的大脑后动脉 P2 段流速减低而不完全消失？**

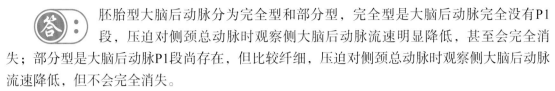 胚胎型大脑后动脉分为完全型和部分型，完全型是大脑后动脉完全没有P1段，压迫对侧颈总动脉时观察侧大脑后动脉流速明显降低，甚至会完全消失；部分型是大脑后动脉P1段尚存在，但比较纤细，压迫对侧颈总动脉时观察侧大脑后动脉流速降低，但不会完全消失。

**20. 为什么一侧颈内动脉颅外段重度狭窄，大脑前动脉血流方向逆转但流速较低，压迫对侧颈总动脉后颈内动脉颅外段狭窄侧大脑中动脉流速会有所下降但不明显？**

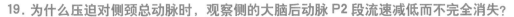 一侧颈内动脉颅外段有重度狭窄，如果患侧大脑前动脉血流方向逆转，说明前交通支开放，但前交通支能不能起到很好的代偿作用就需要行颈动脉压迫试验来判断。压迫对侧颈总动脉，如果病变侧大脑中动脉流速下降明显，则说明前交通支代偿良好，如果病变侧大脑中动脉流速下降不明显，说明前交通支代偿能力有限，存在前交通支代偿不良的情况。所以出现本问题的情况，就考虑是前交通支存在但代偿不良所致。

**21. 为什么一侧颈内动脉闭塞或重度狭窄，前交通支开放，健侧的大脑前动脉流速明显增快，即使流速达到中度及以上狭窄程度，还不能诊断健侧大脑前动脉狭窄？**

因为大脑前动脉和前交通支内径细，两者靠得非常近，频谱多普勒取样框有一定宽度，有可能采集到的频谱是前交通支，前交通支比较细，即使开放了，也处于相对狭窄的状态，所以流速比较高。所以对于前交通支开放的患者，采集到大脑前动脉高流速时，需要考虑到采集到前交通支流速的可能，可以在描述中提示，诊断可以不写。

**22. 为什么一侧颈动脉颅外段病变，同侧颅内大脑中动脉血流频谱呈低速低搏动改变，大脑前动脉呈"窃血"样振荡频谱；对侧大脑中动脉流速正常，而大脑前动脉流速升高？**

一侧颈动脉颅外段病变，同侧颅内大脑中动脉血流频谱呈低速低搏动，大脑前动脉呈"窃血"样振荡频谱；对侧大脑中动脉流速正常，大脑前动脉流速升高，为代偿性，考虑为颅内前交通支开放。患者大脑前动脉未出现常见前交通支开放的完全逆转频谱，说明前交通支开放不完全，分析其原因：①前交通支发育不良；②颈动脉颅外段病变程度还没有完全需要从对侧代偿供血的程度。

**23. 为什么一侧颈动脉颅外段病变，颅内血管前循环血流频谱呈低速低搏动改变，而大脑后也和前循环的频谱类似，呈低速低搏动？**

原因如下：①同侧大脑后动脉也存在狭窄；②大脑后动脉的血液来源于同侧前循环即胚胎型大脑后动脉。两者的鉴别方法：压迫同侧颈总动脉，如果大脑后动脉流速降低说明是胚胎型大脑后动脉。

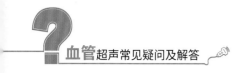

**24. 如果一侧大脑中动脉血流频谱呈低搏动改变，流速尚可，甚至超过 60 cm/s，如何判断这种现象是大脑中动脉闭塞性病变还是颈动脉颅外段病变所致？**

出现上述情况就看同侧大脑前动脉流速，如果升高，则考虑为大脑中动脉闭塞性病变；如果也是低搏动，则考虑颈动脉颅外段病变。

**25. 一侧颈动脉颅外段重度狭窄或闭塞时，前交通支开放，患侧大脑前动脉出现逆转，同侧颈内动脉终末段血流也会出现逆转吗？**

不会，因为逆转过来的血液主要是供应患侧大脑中动脉，且因为患侧颅外段病变，同侧颈内动脉终末段血液如果逆转了也没有血流通路。

**26. 脑出血患者的大脑中动脉频谱形态为什么各种各样？与哪些因素有关？**

首先需要确定脑出血的病因，是高血压性脑出血、外伤性脑出血，还是蛛网膜下腔出血？如果是蛛网膜下腔出血，是原发性还是继发性？出血的部位、速度和量如何？与脑室的关系如何？如果是蛛网膜下腔出血，会出现脑血管的痉挛，频谱呈现为高速低阻。但是如果伴发高颅压时，血流速度会降低，RI 和 PI 会相对升高。所以遇到这种患者时，首先问病史和病程的发展、临床治疗情况、颅内压情况，患者发病前收缩压和舒张压情况，再连续性观察大脑中动脉血流频谱形态。所以脑出血患者的大脑中动脉血流频谱形态分析需要结合以上因素，具体问题具体分析。

**27. 为什么大脑后动脉较其他颅内血管容易显示或容易被 TCD 检测到？**

大脑后动脉较其他颅内血管容易显示或容易被 TCD 检测到，可能因为大脑后动脉的走行与声束或骨缝隙平行，所以比较容易探测到。

**28. 为什么 TCCS 上没有观察到大脑后动脉 P1 段且 P2 段与 TICA 之间有联系还是不能确诊为胚胎型大脑后动脉？**

因为 TCCS 仪器调节和部分解剖的变异，有时大脑后动脉的 P1 段无法显示。虽然大脑后动脉 P1 段未显示，即使发现 P2 段与 TICA 有联系，似乎后交通支存在并开放，也不能就此诊断为胚胎型大脑后动脉，需要行同侧颈动脉压迫试验方可明确诊断。如果压迫同侧颈总动脉，大脑后动脉 P2 段流速下降，此时就可以明确诊断为胚胎型大脑后动脉；如果大脑后动脉 P2 段没有下降，则不能诊断为胚胎型大脑后动脉。

**29. 在使用 TCD 检查椎动脉 V4 段时，发现图像上有两个不同频谱同时出现或相互重叠，如何区分哪个频谱是哪支血管的？**

将探头向一侧倾斜，一个频谱消失，而另一个频谱显示更加清晰，说明显示清晰的频谱是这侧的椎动脉频谱，消失的则是对侧椎动脉的频谱。

**30. 行 TCD 检查时，如何区分所探测到的血管是哪侧椎动脉 V4 段？**

行 TCD 检查时，可以通过以下几种方法区分所探测血管的侧别：①经一侧枕旁窗（枕窗）检查时，深度越浅，探测到被探测椎动脉的可能性越大；②调整角度，偏向左侧可能就是LVA，偏向右侧可能为RVA；③必要时可以行同侧VA寰枢段、锁骨下动脉或腋动脉震颤试验。

**31. 为什么颅外段椎动脉频谱形态正常而颅内段椎动脉频谱却出现切迹？**

如果颅外段椎动脉频谱形态正常，颅内段椎动脉频谱出现切迹时，需要考虑以下几种情况：①双侧椎动脉内径不对称，一侧椎动脉内径正常，一侧椎动脉内径细；②出现切迹侧的椎动脉起始段走行弯曲伴起源异常；③切迹侧椎动脉起源于主动脉弓后壁，主动脉弓对其产生压迫，或者椎动脉迷走神经伴食管或其他组织压迫等。

**32. 为什么双侧椎动脉细，流速减慢，阻力增高而颅内椎动脉或基底动脉流速却正常？**

双侧椎动脉细，流速减慢，阻力增高而颅内椎动脉或基底动脉流速正常，就需要考虑到存在永存动脉的可能。如果确定永存动脉是由颈外动脉发出，则可以明确诊断为永存寰前节间动脉；如果永存动脉是由颈内动脉发出，则很可能为永存三叉动脉。

**33. 为什么同侧颅外椎动脉及锁骨下动脉无明显狭窄而颅内椎动脉出现切迹？**

如果一侧颅内椎动脉出现切迹，颅外椎动脉及锁骨下动脉无明显狭窄，可以和对侧椎动脉颅内段频谱进行比较，如果没有差别就不用诊断。

**34. 为什么仅用 TCD 诊断胚胎型大脑后动脉不准确？**

TCD诊断胚胎型大脑后动脉存在一定的局限性，最后可能还是需要TCCS来明确诊断。当被检查者透声窗不好时，宁肯漏诊也不要误诊，因为TCD有可能采集到颈内动脉终末段的血流频谱，行颈动脉压迫试验时血流速度明显下降，所以尽量使用TCCS诊断胚胎型大脑后动脉，不要使用TCD进行诊断。

**35. 患者视物不清而眼科检查正常时需要考虑到什么疾病？超声需要重点检查什么？**

如果患者视物不清，眼科检查正常时，就需要考虑到可能是视神经中枢出现问题，而视神经中枢主要由大脑后动脉供血，所以患者视物不清而眼科检查正常很可能由后循环缺血导致，可以通过TCCS评价大脑后动脉的血流情况，了解其有无狭窄或闭塞。

**36. 为什么眼动脉会出现双向频谱？如何鉴别诊断？**

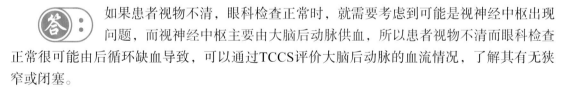
当眼动脉血流频谱出现双向时，首先减小取样容积，降低多普勒增益，观察频谱形态以哪个方向为主，以正向为主，说明颅外段颈内动脉没有完全闭塞；以负向为主，说明颈内-外侧支开放。

**37. 一侧颈动脉颅外段闭塞性病变，同侧眼动脉可以出现各种各样的频谱，为什么？出现的原因是什么？**

一侧颈内动脉颅外段闭塞，如果同侧眼动脉血流方向正常，说明眼动脉的血液来自前交通支；如果同侧眼动脉血流反向，说明同侧颈内-外侧支开放；如果

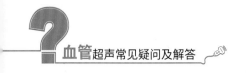

眼动脉血流频谱呈现高速低阻改变，说明颅内侧支代偿良好，就像烟雾病侧支循环一样。

### 38. 为什么颈总动脉重度狭窄或闭塞时眼动脉的血流方向是正向的？

**答：** 当颈总动脉闭塞或重度狭窄时，同侧颈内动脉首先会出现自同侧颈外动脉的窃血，同侧颈外动脉的血液主要是由对侧颈外动脉的侧支循环提供，此时眼动脉仍由颈内动脉供血，血流方向正常，不会出现逆转，仅血流速度减慢。如果颈内外交通支开放需要满足一定的条件，就是同侧颈内外动脉之间的压力差比较大，但当颈总动脉重度狭窄或闭塞时，颈内外动脉之间的压力差不会很大，故颈内外交通支不会开放。

### 39. 一侧颈内动脉起始段闭塞，为什么同侧眼动脉的血流频谱为正向低搏动改变？

**答：** 一侧颈内动脉起始段闭塞，眼动脉血流方向正常，为正向，其血液主要来源于后循环，那么眼动脉的频谱为低阻非高阻，因为侧支来源的血液比较少，相对于这较少量的血流量来说，正常眼动脉的管径比较粗，所以为低阻频谱，非正常眼动脉的高阻频谱。

### 40. 为什么脑出血患者出现血管痉挛时需要考虑到蛛网膜下腔出血？

**答：** 脑出血患者的血液没有渗透到蛛网膜下腔，就不会出现血管痉挛。颅内血管痉挛主要是蛛网膜下腔出血。如果不是蛛网膜下腔出血，很少发生血管痉挛，且血管痉挛一般发生于蛛网膜下腔出血后3~4天，不会立即出现。

### 41. 颅外段动脉狭窄手术后，颅内动脉流速升高是过灌还是血管本身存在狭窄？

**答：** 需要考虑以下内容进行鉴别：①过灌的患者一般会出现头疼，所以可以询问病史；②可以看颅外段血流速度是否也高，如果同侧颅外段血流速度也较高，那么就有过灌可能，如果同侧颅外段血流速度正常，那么就是狭窄可能。

### 42. 超声如何区分颅内动静脉瘘和颅内动静脉畸形？

**答：** 首先，发病机制不一样；其次，虽然血流频谱都会出现类似的改变（高速、低阻、毛刺征），但是动脉瘘的频谱改变是在接近瘘口的地方最为明显，而动静脉畸形是异常的血管团，引流静脉不会增粗；最后，动静脉畸形多数发生在颅内，动静脉瘘、脑膜动静脉瘘、海绵窦动静脉瘘等都是以静脉病变为主，因为动静脉直接相通使得低压的静脉改变最为明显。原则上单纯使用TCD检查，仅通过观察频谱是无法鉴别的。但是动静脉瘘除了先天性的，一般都有外伤，动静脉畸形一般没有外伤史等。可以通过以上几点对颅内动静脉瘘和颅内动静脉畸形进行鉴别。

### 43. 30岁女性，无动脉粥样硬化危险因素，身体无任何不适。行TCD检查时发现脑血流速度整体偏高，大脑中动脉收缩期峰值平均为130 cm/s，紧张时可高达140 cm/s以上，多次测量均是如此。曾患有甲状腺功能亢进，治愈15年，甲状腺各项激素水平正常。心率偏快，平均90次/分，偶有心律不齐（心内科医生不建议治疗）。那么该患者的脑血流算正常吗？

需要采取什么措施来降低流速、心率吗?

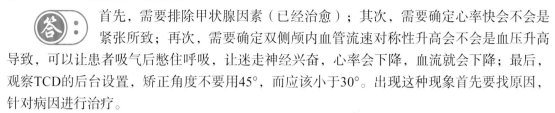

首先,需要排除甲状腺因素(已经治愈);其次,需要确定心率快会不会是紧张所致;再次,需要确定双侧颅内血管流速对称性升高会不会是血压升高导致,可以让患者吸气后憋住呼吸,让迷走神经兴奋,心率会下降,血流就会下降;最后,观察TCD的后台设置,矫正角度不要用45°,而应该小于30°。出现这种现象首先要找原因,针对病因进行治疗。

**44.颈内动脉颅外段中重度狭窄,如何判断大脑中动脉流速增高是单纯性代偿性升高还是合并狭窄?**

鉴别的要点主要是观察流速的升高是节段性还是全程,如果是全程流速升高,则是代偿性,不论流速有多高;如果是节段性升高,则考虑为存在狭窄。

**45.颅脑血管侧支循环分为几级?分别是什么?**

颅脑血管侧支循环分为三级,一级为Wills环上的前交通动脉侧支和后交通动脉侧支;二级为颅内外动脉分支间侧支、颅外动脉分支间侧支、颅内动脉分支间侧支和一系列软脑膜吻合侧支;三级为新生血管。

**46.为什么可以根据脑卒中后肢体偏瘫情况初步判断病变血管部位?**

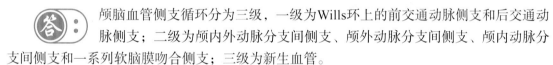

肢体偏瘫主要与脑卒中的部位有关,一般大脑前动脉病变所致的偏瘫多为下肢症状较重,上肢症状相对较轻;大脑中动脉病变所致的偏瘫一般上肢症状较下肢症状严重。

**47.如何使用 TCD 鉴别栓子是气体栓子还是固体栓子?如何区分类栓子样的伪信号?**

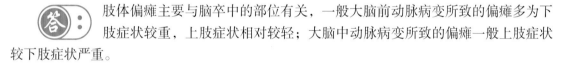

(1)TCD鉴别气体栓子和固体栓子:气体栓子数量多,信号可达60 dB以上,可超过多普勒包络线范围;固体栓子(血栓、血小板聚集和粥样斑块等)信号低于气体栓子,一般小于40 dB,信号在多普勒包络线之内。

(2)TCD微栓子监测时,如果探头移动、患者咳嗽、说话甚至肌肉收缩均可出现类栓子的伪信号。鉴别点:伪信号没有方向性,基线上下都出现且基本对称;双深度监测无时间差。

## 第四节　四肢动脉

**1.为什么下肢动脉管壁上常常看到多发的点状强回声?怎么诊断?**

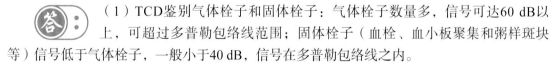

行下肢动脉超声检查时,可以经常看到动脉壁内多发的点状强回声或斑片状强回声,甚至呈轨道样或条索样强回声,但动脉管壁没有明显内-中膜增厚或粥样硬化斑块形成。这一超声征象主要见于肾衰竭透析患者、糖尿病患者等,其病理生理基础为代谢紊乱造成动脉管壁钙盐沉着,为一种非动脉粥样硬化性病变。动脉壁的内膜层和中膜层都可以发生钙化，尿毒症患者血管壁钙化主要发生在血管壁中膜层，而单纯动脉粥样硬化患者血管钙化多发生于血管壁内膜层。当出现上述超声征象时，需要详细描述，包括位置和超声表现等，可以诊断为"下肢动脉壁点状及斑片状强回声，考虑下肢动脉壁钙化"，而不能诊断为"下肢动脉粥样硬化"（图2.4.1）。

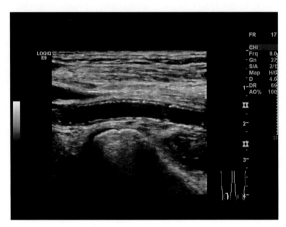

图2.4.1　腘动脉管壁上见多发点状强回声，考虑下肢动脉壁钙化

**2. 在彩色多普勒条件下，为什么下肢同名动、静脉的血流颜色一样?**

**答：** 在彩色多普勒条件下，下肢同名动、静脉尤其是股动脉和股静脉的血流颜色在某个心动周期一样，这主要是由于下肢动脉是高阻型动脉，在舒张早期时，动脉血管回缩早期压力较低，并且远心段动脉存在较大阻力，故出现反向血流，此时在彩色多普勒图像上就会出现动脉和静脉的血流方向一样，所以表现出血管内血流的颜色一样（图2.4.2）。

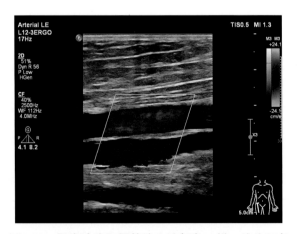

图2.4.2　股浅动脉和股静脉血流颜色一样，均为红色

**3. 为什么上肢动脉较下肢动脉血管检出三相波的概率低?**

**答：** 在上肢动脉中，可表现为三相波，但是也可表现为很小的反向血流或无反向血流（特别是尺、桡动脉及远端血管），主要原因为上肢动脉远端外周阻力较下肢动脉来说低。正常上肢动脉的脉冲波多普勒频谱反映了其具有高阻力（下肢更高）的特点：收缩期血流之后出现一个舒张早期反向血流，其后为舒张期正向血流，频带窄，频带下有无血流信号的"窗"。但上肢动脉从近心端至远心端，血流频谱有如下变化：①舒张早期反向血流速度递减，甚至消失；②频带逐渐增宽，频带下方的无血流信号"窗"逐步变小；③舒张期正向血流可有1～3个小波峰，少数舒张早期反向血流出现两个峰；④血管管径、最大血流速度、搏动指数、阻力指数逐渐减小。典型的三相波在肱动脉的显示率约为60%，桡动脉、尺动脉则约为30%，因此不能笼统地认为正常上肢动脉的多普勒频谱均为典型的三相波形。如将舒张早期反向血流的存在作为正常上肢动脉最重要的特征，将会导致相当一部分的正常上肢动脉被误诊为阻力减低。建议遵循上述4条原则，既可简便快速诊断出血管疾病，又可避免将正常上肢动脉呈现的非典型三相波误诊为血管疾病（图2.4.3）。

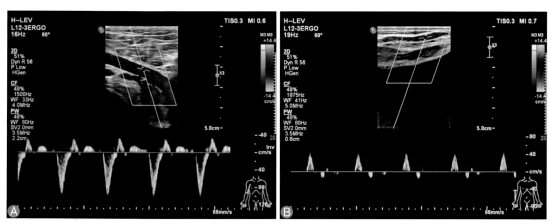

A. 上肢肱动脉频谱表现为典型的三相波形；B. 上肢桡动脉频谱仅表现为很小的反向血流。

**图2.4.3　不同节段的上肢动脉血流频谱**

**4. 为什么下肢动脉血流频谱表现为三相波？**

答：正常肢体动脉频谱（主要是下肢）呈三相波形，第一个波为陡直的收缩期尖峰（为心脏收缩时大量血液进入大动脉，前向血流速度和血流量快速增加，频谱特点：陡直、正向），随之是舒张早期反向血流（舒张早期时，动脉血管回缩早期压力较低，并且远心段动脉存在较大阻力，故出现反向血流，频谱特点：反向、低速），第三个波又在舒张中晚期转为较小的正向波（舒张中晚期时，血管回缩产生的压力大于远心段阻力，出现血液向前流动，频谱特点：正向、圆钝、低速）（图2.4.4）。

**5. 为什么同为下肢动脉的不同血管的三相波频谱表现不尽相同？**

答：正常下肢动脉血流频带较窄，这是典型的层流频谱表现，即在频谱与基线之间有一个无血流信号的"窗"。由近侧至远侧，下肢收缩期最大血流速度呈递减趋势，且阻力也随之升高，故各段的下肢动脉频谱形态是不同的。在正常受检者中股总动脉与股浅动脉交界处，股浅动脉与腘动脉之间收缩期最大血流速度相差为10～15 cm/s。舒张期反向血流是由下肢动脉高阻力引起，并与血管壁顺应性大小有关，股深动脉血管阻力

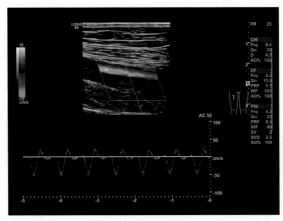

图2.4.4　下肢动脉频谱呈典型的三相波形

低，因此它的反向血流较低。正常情况下，随着年龄的增大，动脉流速也会有所降低，检查时要注意取样容积应放置在管腔中央，因为管腔中央血流速度较一致。在管壁附近、分叉处取样，以及增益过高，均会引起频带增宽。在三相波频谱中，以腘动脉最为明显。在二维彩色血流中，下肢动脉表现为收缩期色彩明亮、舒张期色彩暗淡。在每一个心动周期中表现为"红—蓝—红"或"蓝—红—蓝"三相血流，其意义与频谱所显示的三相血流是一致的（图2.4.5）。

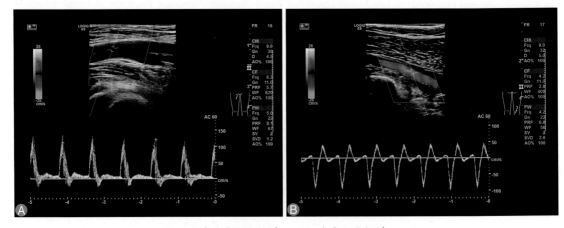

A. 股总动脉血流频谱；B. 腘动脉血流频谱。

图2.4.5　不同节段的下肢动脉血流频谱

### 6. 四肢动脉血流频谱表现为高搏动性的三相波的原理是什么？

答：　三相波的形成原理是第一个波为陡直向上的收缩期血流频谱，表示在心脏的收缩期，大量血液瞬间进入大动脉，快速增加的血流推动各级动脉血管内的血流快速向前并快速达到流速顶峰，此时的波形具有陡直的特点；第二个波为舒张早期反向血流波，在心脏的舒张期，随着心脏短暂停止泵血，大动脉内前向血流陡减，血管壁弹性回缩初期，此时的大动脉内血流前行的动力瞬间小于远端血管存在的阻力，导致血流在短时间内出现反向流动，因而形成一个反向、低速血流频谱的波形；第三个波为舒张中晚期较小的正向血流波，在舒张中晚期，大血管壁进一步弹性回缩，产生的压力稍大于远端血管阻力，故而形成继续推动血流缓慢前行的动力，此时的波形具有正向、圆钝、速度低的特点。从上面三相波形形成的原因可以看到，舒张期反向血流与远心端的高阻力及血管壁的弹性搏动有关。然而，对于上肢的桡动脉和尺动脉，由于远端的外周阻力相对于下肢动脉来说较低，因而舒张早期可无血液反流，此时的血流频谱表现为二相波（图2.4.6）。

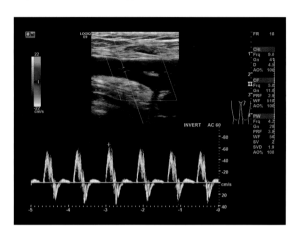

图2.4.6 股总动脉血流频谱，呈典型的三相波

**7. 一侧上肢桡动脉在平静状态下的血流频谱形态为单相波，嘱患者握拳或活动上肢后，频谱形态变为三相波，为什么？**

答：一侧上肢桡动脉在平静状态下的血流频谱形态为单相波，嘱患者握拳或活动上肢后，频谱形态出现三相波，这个是正常现象，因为三相波的反向血流频谱形成原理是远段动脉的弹性回缩导致近段动脉的反流，握拳或上肢活动后导致血流在短时间内出现反向流动，因而形成一个反向、低速血流频谱的波形，从而使桡动脉波形从二相波变为三相波。

**8. 为什么一个无动脉粥样硬化危险因素的年轻患者有时会出现间歇性跛行？超声检查时需要注意什么？**

答：无动脉粥样硬化危险因素的年轻患者出现间歇性跛行首先需要排除腘动脉压迫综合征（popliteal artery entrapment syndrome，PAES）。PAES是由于动脉与其周围肌肉或肌腱、纤维束的位置关系异常导致腘动脉受压引起的下肢缺血综合征。它通常是由腓肠肌的内侧头或第三头的异常走行引起，或由腓肠肌的异常引起。文献报道的其他不太常见原因还有静脉周围筋膜增厚、纤维筋膜肥厚、腘肌肥大、比目鱼肌腱膜增厚、动脉瘤性腘动脉和腘动脉囊肿（Baker囊肿）等。反复的慢性创伤可使腘动脉管壁纤维化、增厚，管腔逐渐变窄，可伴血栓形成，以至出现闭塞的临床症状，并可伴有腘静脉受压。本病临床典型的表现为静息状态下踝关节处于中立位时，远端脉搏可扪及，足在活动或者背屈时脉搏消失。超声是评估股腘解剖异常的首选检查，如腘动脉压迫、腘动脉狭窄、收缩活动峰值增加或减少、急性或慢性血栓形成、静脉功能不全和肌肉骨骼病变（Baker囊肿）。为了确定

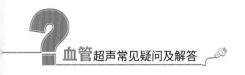

PAES，需要进行诱导动作（主动足底屈曲，然后在15°时进行膝关节屈曲），并测量峰值流量和峰值下降。88%的无症状PAES患者在应力操作中可能出现腘动脉闭塞。

### 9. 为什么下肢动脉局部闭塞后其远心段还有血流？

答：下肢动脉局部闭塞后，其远心段还是可以观察到血流信号和采集到动脉血流频谱，出现这种情况的主要原因是闭塞动脉周边存在其他动脉的分支，这些分支通过侧支将血液引流入闭塞以远的动脉血管内，如果侧支非常丰富，闭塞以远的动脉管腔内血流有可能不受任何影响，可以采集到正常的动脉频谱。常见动脉闭塞后的侧支循环见表2.4.1。

**表 2.4.1　常见动脉闭塞后的侧支循环**

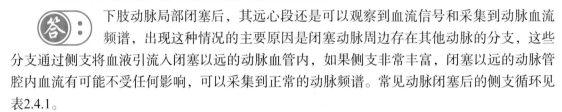

| 闭塞动脉 | 侧支循环的路径 |
|---|---|
| 腹主动脉、髂总动脉 | 腰动脉→髂腰动脉→髂内动脉→髂外动脉→股动脉 |
| 髂外动脉 | 髂内动脉→旋髂浅动脉→股深动脉→股动脉 |
| 髂总动脉、髂外动脉 | 腰动脉→髂腰动脉——髂内动脉→旋髂浅动脉 ／ →股动脉 |
| 股浅动脉 | 股深动脉→膝动脉网→腘动脉 |
| 腘动脉 | 膝下动脉——→胫前返动脉→胫前动脉 →胫后返动脉→胫后动脉 →腓返动脉→腓动脉 |

### 10. 什么是 Buerger 病？

答：Buerger病又称血栓闭塞性脉管炎，是一种侵犯四肢中小动脉和静脉并且呈节段性、周期性发作的炎症和血栓并存的疾病，好发于下肢，20～40岁吸烟男性多见，吸烟是该病发生的主要病因。病变初期多发生于远侧肢体动、静脉，病情进展可逐渐累及腘、股、髂、肱动脉。病理变化：①早期：动脉内膜增厚伴管腔内血栓形成；②晚期：动、静脉周围显著纤维化，伴侧支循环形成，如管腔完全闭塞而侧支循环未建立，远端肢体将发生坏疽。临床分期：①局部缺血期：间歇性跛行，皮肤变白发凉、肢体麻木，脉搏减弱；②营养障碍期：典型的静息痛，动脉搏动消失，营养障碍；③组织坏死期：趾或指端发黑、溃疡和干性坏死。超声表现：多以腘动脉以下病变为主，呈节段性，正常与异常部分分界明显，可表现为正常动脉段与病变段交替，在病变段之间可有正常动脉段或病变的近心段与远心段动脉正常。病变动脉段管壁不均匀性增厚，管腔不均匀变细甚至闭塞，彩色血流间断性变细或消失（图2.4.7）。

### 11. 什么是雷诺综合征？

答：雷诺综合征（raynaud's syndrome）是指由于寒冷或情绪激动等引发的肢端动脉痉挛，临床表现为手指（足趾）皮肤苍白、发紫然后变为潮红，同时伴有发凉、麻木和刺痛的感觉，每次发作持续10～30分钟。严重者因为血管痉挛时间太长，可出现指甲营养改变、指端变细、甚至关节面破坏、畸形、肢端坏疽等。该疾病的诊断主要根据其临床特征，超声检查主要用于诊断其是否存在上肢动脉闭塞性疾病，用于辅助诊断临床上不典型的雷诺综合征及用于评估对治疗的反应等。

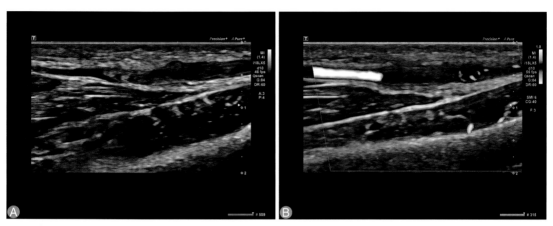

A. 超声检查桡动脉时观察到桡动脉节段性管壁增厚，管腔增宽，内部可见低回声充填；B. CDFI 提示桡动脉节段性闭塞。结合病史和超声表现，考虑该患者的诊断为血栓闭塞性脉管炎。

**图2.4.7　典型血栓闭塞性脉管炎的超声声像**

### 12. 什么是骨筋膜室综合征?

**答:** 　骨筋膜室综合征是指骨筋膜室内的肌肉和神经因急性缺血、缺氧而产生的一系列症状，早期以肢体持续性剧烈疼痛且进行性加剧为特征，随着病程发展出现5P（疼痛、苍白、麻木、感觉异常及无脉）症状，一经确诊，应立即切开筋膜减压。该疾病的诊断主要根据其临床特征，超声可在术前无创确定解剖位置，有效防止穿支血管损伤和精准暴露减压前或外侧间室。

### 13. 什么是血液透析动静脉内瘘? 建立部位的先后次序如何?

**答:** 　血液透析作为肾脏替代疗法的主要方法之一而被广泛使用。透析用动静脉内瘘是指将上肢动脉和邻近表浅静脉做血管吻合，经一段时间"成熟"后，表浅的静脉动脉化，可用于血液透析穿刺，反复建立体外血液循环。自体动静脉瘘有端端吻合、侧侧吻合及端侧吻合（静脉为断端，动脉为侧壁开口）三种吻合方式，一般临床多采用第三种术式。

一般先选择非优势侧上肢，以方便患者日常生活，减少内瘘潜在的损伤，失败后则可选择优势侧。双侧上肢自体动静脉内瘘均失败后，再选择移植血管。此外，尽量从肢体远端开始建立第一个内瘘，大部分术者选择从腕部开始，肘部亦可选用。慢性肾脏病及透析临床实践指南中推荐的永久血管通路选择和动静脉内瘘建立部位优先次序为：①自体动静脉内瘘：腕部（桡动脉-头静脉）、肘部（肱动脉-头静脉）动静脉内瘘；②人工合成材料移植物动静脉内瘘、肱动脉-贵要静脉内瘘。

### 14. 动静脉内瘘术前血管超声需要评价哪些内容?

**答:** 　被检查者取平卧位或坐位，前臂舒适地放置于检查床或检查台上。超声对前臂动脉及静脉的检查包括管径、管壁情况、管腔通畅与否、走行状况、有无畸形变异及位置、有无侧支及位置、血管扩张能力。对于动静脉的距离给以提示，为外科或肾内科医生选择做瘘的位置提供参考信息。

### 15. 超声如何评价自体动静脉内瘘术后的成熟度？

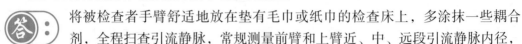 将被检查者手臂舒适地放在垫有毛巾或纸巾的检查床上，多涂抹一些耦合剂，全程扫查引流静脉，常规测量前臂和上臂近、中、远段引流静脉内径，测量引流静脉最小内径，同时在前臂或上臂测量动静脉内瘘引流静脉前臂至皮肤表面的距离。供血动脉的评估主要是测量吻合口及其上20 mm处供血动脉的收缩期峰值流速，并计算峰值流速比值等。

### 16. 动静脉内瘘术后常见的并发症有哪些？

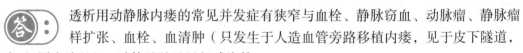 透析用动静脉内瘘的常见并发症有狭窄与血栓、静脉窃血、动脉瘤、静脉瘤样扩张、血栓、血清肿（只发生于人造血管旁路移植内瘘，见于皮下隧道，一般术后2周内消退）、肢体脓肿及局部感染等。

### 17. 自体动静脉内瘘术后为什么会出现窃血？

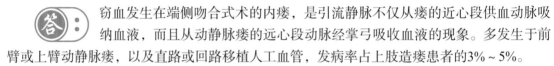 窃血发生在端侧吻合式术的内瘘，是引流静脉不仅从瘘的近心段供血动脉吸纳血液，而且从动静脉瘘的远心段动脉经掌弓吸收血液的现象。多发生于前臂或上臂动静脉瘘，以及直路或回路移植人工血管，发病率占上肢造瘘患者的3%~5%。

窃血常见原因：术前近心段动脉存在狭窄等，使供血动脉供血不足；手术操作不当，血管牵拉过紧或瘘口过大；全身动脉粥样硬化严重。无症状的动脉窃血无临床意义，一般不需处理。当肢体远端动脉无法维持足够灌注时，窃血现象则变为窃血综合征，就需要进行临床处理。

## 第五节　四肢静脉

### 1. 为什么"股浅静脉"这个名称不正确？

 在下肢静脉超声检查中，很多医生通常将股总静脉远心端的主要分支称为"股浅静脉"和"股深静脉"，这有可能造成错误理解，"股浅静脉"实际上是下肢深静脉，"股浅静脉"血栓需要进行临床治疗。如果临床医生不熟悉这个解剖词汇，就会认为"股浅静脉"血栓不重要（认为它是浅静脉），而不进行治疗。所以，"股浅静脉"正确的解剖术语为股静脉。

### 2. 上肢静脉和下肢静脉有哪些不同？

上肢静脉和下肢静脉主要有以下3点不同：①下肢静脉许多血栓是由血流缓慢引起的（患者不能活动），由于上肢静脉的静脉瓣少于下肢、卧床患者一般上肢活动程度大于下肢等原因，所以上肢静脉的血栓相对下肢静脉而言比较少见。②浅静脉在上肢比在下肢更容易发生血栓，且上臂浅静脉的血栓更加有临床意义，因为浅静脉比相应的深静脉管径粗。例如：贵要静脉的管径可以比桡静脉大好几倍，因此，贵要静脉的血栓可能需要治疗，而桡静脉的血栓可能不需要。但腋静脉和锁骨下静脉等深部大静脉的血栓应该比浅静脉血栓更加需要积极的治疗。③下肢静脉走行变化不大，上肢静脉的解剖变异更多，大多数变异发生在肘正中静脉，以及它连接贵要静脉和头静脉的方式。

**3. 如何区分是静脉瘤还是静脉瓣窦部扩张？**

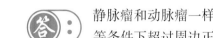 静脉瘤和动脉瘤一样，表现为静脉血管局部呈瘤样扩张，其扩张处管径在同等条件下超过周边正常管径的1.5倍以上才可以诊断。静脉瓣处局部可膨大，但其管径一般仅稍增宽，且可看到静脉瓣膜（图2.5.1）。

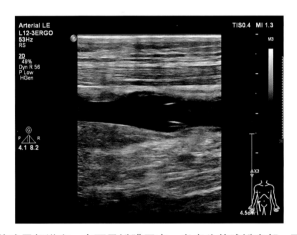

图2.5.1 静脉局部增宽，内可见瓣膜回声，考虑为静脉瓣窦部，而非静脉瘤

**4. 什么是穿静脉？其起什么作用？**

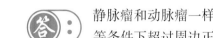 穿静脉是连接下肢深、浅静脉系统的一组静脉的总称，多位于大腿下段和小腿。正常情况下，足背的穿静脉血流自深静脉流向浅静脉，而其余下肢静脉均自浅静脉流向深静脉。下肢静脉高压和瓣膜结构不良是引起穿静脉瓣膜功能不全的主要原因。当穿静脉尤其是小腿的穿静脉发生瓣膜功能不全时，深静脉血液就会通过这些病变的穿静脉逆流进入浅静脉，导致下肢淤血，从而在足靴区出现一系列的皮肤营养性病变。

**5. 进行下肢深静脉超声检查时位置较深的静脉显示不满意应该如何进一步处理？**

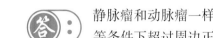 可根据正常静脉管腔可压扁而内有血栓形成时静脉不容易压扁的特点，常常能在灰阶超声上轻压探头，根据管腔压扁的情况来判断管腔内是否有血栓形成；由于站立状态下静脉充盈较好，有利于静脉壁清晰显示和识别，故对静脉腔压扁程度观察不满意患者，可嘱患者站立位扫查；也可以在彩色多普勒条件下，用手挤压肢体远端或嘱患者脚趾动一动进行观察；必要时可更换3.5~5 MHz的凸阵探头扫查。

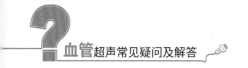

**6. 为什么静脉管壁会出现和动脉类似的"强－弱－强"的内－中－外膜结构样回声?**

答: 有时超声检查时发现静脉管壁和动脉一样,管壁较厚,可以分辨出类似"内膜、中层和外膜"的三层结构,其实这是局部静脉炎的一种表现,常见于糖尿病患者及终末期肾病患者,也有部分患者是和静脉血栓形成相关(图2.5.2)。

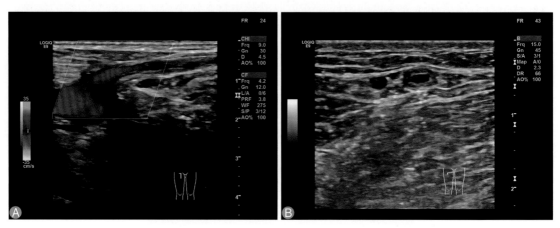

A.右侧大隐静脉管壁增厚,似和动脉一样有三层结构,内部血流充盈良好;B.大隐静脉横切面,和动脉炎一样,管壁一圈均匀性增厚,呈"靶环征"。

**图2.5.2 静脉的"内膜、中层和外膜"三层结构**

**7. 为什么正常下肢静脉频谱形态随呼吸变化较大?**

答: 下肢静脉血流回流主要是通过心脏、胸腹腔的虹吸作用,随着呼吸运动,腹腔内压力发生较大的变化,从而使下肢静脉血流回流的速度随着吸气减慢、呼气加快(图2.5.3)。

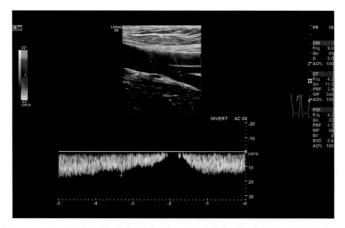

**图2.5.3 下肢股总静脉血流频谱,随呼吸运动流速发生较大变化**

**8. 在日常工作中,为什么采集下肢静脉的血流频谱是必要的?**

答: 下肢静脉超声检查除了二维观察管腔的大小和内部回声、彩色多普勒观察管腔内血流充盈情况外,还需要进行频谱多普勒超声检查,因为频谱多普勒可以了解下肢静脉的频谱有无期相性（即随着呼吸运动，血流速度是否会发生波动）。如果所观察的静脉无明显时相性和期向性，频谱波形比较平直，说明其近心段静脉可能存在堵塞、压迫或狭窄性病变，需要进一步向近心段静脉扫查，发现病因（图2.5.4）。

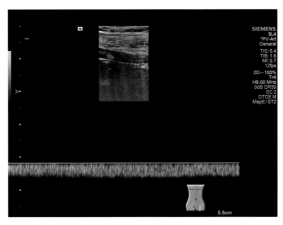

图2.5.4 左侧股总静脉血流频谱，频谱形态比较平直，无期相性，向近心段追踪发现髂静脉受压

### 9. 为什么呼气和吸气时上肢和下肢静脉的血流频谱变化完全相反？

呼气时，胸腔内压力升高，上肢静脉血液回流受堵，频谱多普勒显示血流减慢；腹腔内压力降低，只要下肢静脉血液回流通畅，其频谱多普勒就会显示血流增快。吸气时，胸腔内压力降低，上肢静脉血液回流明显增快，频谱多普勒显示血流升高；腹腔内压力升高，下肢静脉血液回流受堵，频谱多普勒显示血流速度减慢。所以呼气和吸气时上下肢静脉血流频谱变化完全不同。

### 10. 为什么会出现双侧股静脉自发显影？

有时进行双下肢深静脉超声检查时，会发现双侧股静脉内流速减慢，有自发显影现象存在，此时需要考虑到双下肢静脉回流受阻，需要进一步观察髂静脉及盆腔脏器情况，有时也会因为被检查者膀胱极度充盈或盆腔占位压迫髂静脉，使其受压后而无法使下肢静脉血液通畅地回流。只有解除这些因素后，双侧股静脉回流才会通畅，自发显影也会自动消失。

### 11. 为什么静脉瓣膜会出现功能不全？

静脉瓣膜功能不全的主要原因有静脉血栓后瓣膜自身硬化、静脉瓣瓣膜太长、因局部静脉管腔增宽导致瓣膜相对变短、静脉瓣瓣膜自身活动度减低等。

### 12. 为什么在评价下肢静脉瓣膜功能不全时，反流时间的测量仅能作为一个参考指标，不能作为一个决定性指标？

目前国内很多超声医生在评价下肢静脉瓣膜功能不全时，未让患者采取站立位而是平卧位，使得行乏氏试验时腹腔内压力未达到40 mmHg，使得其检查

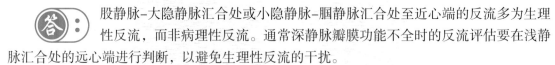

出现反流时间的测量重复性较差，且乏氏试验还受到其他各种因素的干扰而发生变化。目前有研究表明下肢静脉瓣膜反流持续时间的长短与临床上的严重程度并不完全一致，反流的速度与病情的严重程度也无明显线性相关性。

**13. 为什么在股静脉－大隐静脉汇合处或小隐静脉－腘静脉汇合处出现反流时不能判断为深静脉瓣膜功能不全？**

答：股静脉–大隐静脉汇合处或小隐静脉–腘静脉汇合处至近心端的反流多为生理性反流，而非病理性反流。通常深静脉瓣膜功能不全时的反流评估要在浅静脉汇合处的远心端进行判断，以避免生理性反流的干扰。

**14. 为什么通过观察患者曲张静脉的位置可以初步判断是大隐静脉还是小隐静脉瓣膜出现问题？**

答：因为大隐静脉和小隐静脉走行区域完全不同，大隐静脉走行在小腿和大腿的前内侧，收集该处的静脉血液，而小隐静脉主要收集小腿后外侧的静脉，所以如果曲张的静脉位于小腿后外侧，则首先考虑为小隐静脉瓣膜功能不全，重点检查小隐静脉以便及时发现问题。

**15. 为什么在横切面对静脉施压时，静脉未能压扁不能直接判定为静脉血栓？**

答：通过横切面对静脉施加压力，了解受压静脉是否能够完全被压扁来判断有无静脉血栓是临床上超声检查常用的一种手段和方法，但是需要明确一点，那就是施加的压力是不是真正作用到所观察的静脉上，在进行小腿静脉检查时，常常会出现施加的压力作用到腓骨或胫骨上，使得检查结果出现假阳性（图2.5.5）。

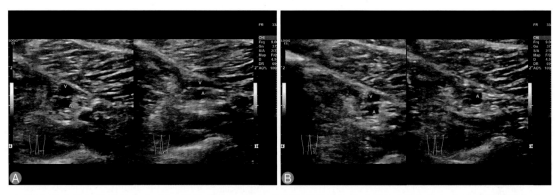

A.探头压力施加于胫骨上时，胫后静脉未能压扁，导致误诊为静脉血栓；B.探头压力施加于胫后静脉前方时，胫后静脉完全被压扁，说明胫后静脉血流通畅。

**图2.5.5 探头施加压力的注意事项**

**16. 对四肢深静脉进行压迫试验时需要注意什么？**

答：由于肠管气体的干扰及位置较深，用压迫试验诊断髂静脉血栓效果不好；由于静脉前方肌肉收缩产生的对探头按压的抵抗，故股静脉远心段和小腿深部静脉管腔被压扁的效果不佳；右心衰竭等原因所致四肢静脉压力升高会导致常规的按压力量不足以压扁静脉管腔；骨骼遮挡使得锁骨下静脉不能应用压迫试验。如没有谨慎地对待按压，可导致静脉血栓的假阳性诊断，可进一步采用彩色多普勒检查避免误诊（图2.5.6）。

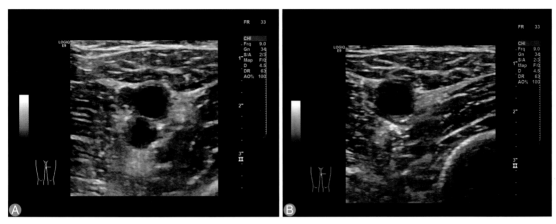

A. 股浅动脉和股静脉（两支）横切面；B. 施压后两支股静脉被压扁，股浅动脉未变形。

**图2.5.6　双支静脉的压迫试验**

### 17. 为什么下肢深静脉血栓好发于左侧？

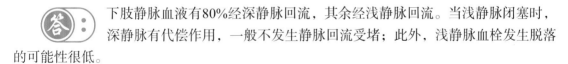　　下肢深静脉血栓好发于左侧主要与静脉的走行有很大关系，右侧下肢静脉回流、汇入髂外和髂总静脉，右侧髂外和髂总静脉走行较直，前方一般无组织压迫，血流流动比较顺畅。左侧下肢静脉在汇入髂外和髂总静脉后，因为左侧髂总静脉上升时走行趋向横向，且髂总静脉有一段位于右侧髂总动脉与骶骨之间，常常受压使得左侧髂总静脉局部变细、狭窄，从而出现左下肢静脉血液回流受堵，血液出现淤滞，从而容易发生血栓。

### 18. 为什么下肢浅静脉血栓的临床影响较深静脉小？

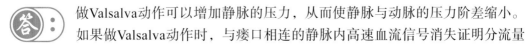　　下肢静脉血液有80%经深静脉回流，其余经浅静脉回流。当浅静脉闭塞时，深静脉有代偿作用，一般不发生静脉回流受堵；此外，浅静脉血栓发生脱落的可能性很低。

### 19. 在检查下肢静脉血栓时，为什么在安静状态下患者仰卧位不能准确判断血栓与血管壁是否附着牢固？

　　为了准确判断血栓与静脉管壁的关系，必须在目标静脉最大程度扩张时才能确认与血管壁是否附着牢固，有无漂浮。确定血栓的近心端是否与血管壁附着牢固是了解肺栓塞风险的重要依据。一般在患者站立位行乏氏试验后再次检查血栓与血管壁的关系。

### 20. 为什么做 Valsalva 动作可以初步判断四肢动静脉瘘口的分流量？

　　做Valsalva动作可以增加静脉的压力，从而使静脉与动脉的压力阶差缩小。如果做Valsalva动作时，与瘘口相连的静脉内高速血流信号消失证明分流量

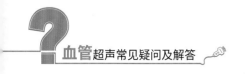

较小，而与瘘口相连的静脉内仍存在持续的高速血流信号则证明分流量较大，故可以做Valsalva动作来判断四肢动静脉瘘口分流量的大小，为临床治疗方法的选择提供依据。

### 21. 为什么慢性静脉血栓内可采集到动脉样频谱？

主要是由于静脉血栓后炎症刺激，使得静脉管壁破坏和新生血管的形成，造成与邻近的动脉之间形成动静脉瘘，所以会在慢性静脉血栓内采集到动脉样频谱。

### 22. 为什么静脉置管术后需要定期进行超声检查？

静脉置管后容易形成纤维蛋白鞘和血栓，这些都会对静脉置管的使用寿命产生很大影响。其中纤维蛋白鞘包裹导管，形成一个单向机械活瓣，造成引血时入口被鞘封闭，难以抽出，回血时出口被血流冲开，可顺利进入，严重影响血液透析血流量。纤维蛋白鞘及其相关血栓均可增加细菌增殖的机会，导致感染率增加，严重影响管路的通畅性和使用寿命。

### 23. 为什么静脉导管置入术后会形成纤维蛋白鞘？

纤维蛋白鞘形成机制目前无明确的定论，专家普遍认为与导管相关血栓形成有关。从两个主要观点来看，一个观点指出经过血液中的蛋白沉积，继发血栓，血栓机化的过程是纤维蛋白鞘的形成过程；另外一种观点认为静脉壁对导管成分和相关血栓的一种生物学反应，是纤维蛋白鞘的形成过程，重点强调不单纯是非细胞成分的沉积和血栓形成。纤维蛋白鞘包绕在静脉导管的表面，开始于导管与静脉壁的接触点，主要成分包括细胞成分和非细胞成分，纤维蛋白鞘形成后，导管会出现阀门式开关的表现，即将液体推入导管相对容易，但很难抽出液体。

### 24. 为什么PW的取样容积明明放置在股静脉内，却采集到动脉频谱？

在采集股静脉血流频谱时，超声图像显示取样容积放置在股静脉内，但采集到的血流频谱同时包含股静脉和股浅动脉的血流信息，这主要是因为取样容积是三维立体的，在超声图像上仅显示其二维的信息，可以认为二维显示方式是三维信息在二维上的投影，厚度信息无法显示出来。因此在二维超声图像上显示的取样容积放置在股静脉管腔内，股静脉和股动脉比较靠近，就发生取样容积会采集到股静脉附近股动脉的血流频谱，从而在股静脉血流频谱上叠加股动脉频谱。将探头轻轻放置于体表，调整探头的位置，将声束放置在股静脉管腔的正中央，就有可能仅采集到股静脉频谱（图2.5.7）。

### 25. 为什么同一患者的股总静脉在不同时间段可以采集到流速相差非常大的血流频谱？

日常工作中，常常会遇到采集股总静脉的血流频谱时，股总静脉峰值流速非常高，有时甚至超过100 cm/s，但过几分钟再次于同一部位进行PW采集时，峰值流速变为10～20 cm/s，甚至更低，前后测量的流速相差特别大。出现这种现象的原因主要是起初被检查者刚从站立位变为平卧位，下肢静脉远心段与近心段的压差比较大，且静脉血流回流的阻力明显下降，下肢静脉的血流出现快速回流，从而出现股总静脉的高流速。当被检查者平卧一段时间后，股总静脉远心段和近心段的压差逐渐变小而稳定在一段范围，静脉回流阻力增加，股总静脉的流速就会下降（图2.5.8）。

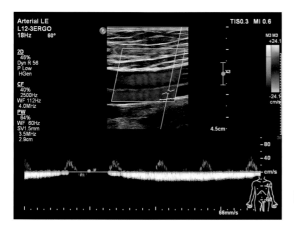

图2.5.7　取样容积放置于股静脉内，除了静脉频谱外，还可以看到动脉频谱

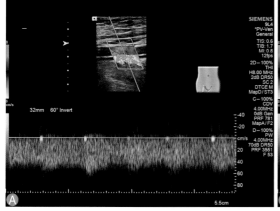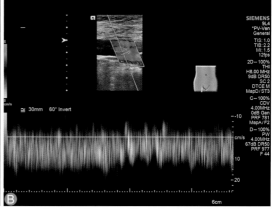

A. 患者刚平卧位时测得的股总静脉血流频谱，最高流速达60 cm/s；B. 同一患者平卧位一段时间后测得的股总静脉血流频谱，流速较前明显下降。

图2.5.8　股总静脉不同时期流速的变化

### 26. 如何鉴别小腿血肿和下肢深静脉血栓？

　　小腿血肿和下肢深静脉血栓（deep vein thrombosis，DVT）的临床症状多有相似，表现为单侧肢体的局部肿胀、疼痛，二者治疗截然不同。DVT为沿着静脉管道走行的实性回声，上下两端与血管相通，横切面呈类圆形，急性期为低回声，后期回声逐渐增高，治疗后部分或大部分静脉再通，可见血流信号；小腿肌间静脉血肿多发生在外伤、运动或过度用力后，肌肉撕裂或血管破裂出血，自发性肌肉血肿多见于长期口服抗凝药或有血液系统疾病的患者，小腿血肿表现为肌层内不规则低回声。

### 27. 如何鉴别小腿血肿和腘窝囊肿破裂？

　　小腿血肿和腘窝囊肿破裂临床表现相似，均表现为单侧肢体的突发肿胀、疼痛。腘窝囊肿较大时在外力等作用下可破裂，囊液沿小腿深筋膜流入小腿肌间隙，超声声像图表现为小腿肌间隙无回声，与腘窝相通。小腿肌间静脉血肿多发生在外伤、运动或过度用力后，肌肉撕裂或血管破裂出血，自发性肌肉血肿多见于长期口服抗凝药或有血液系统疾病的患者，小腿血肿表现为肌层内不规则低回声。

**28. 为什么四肢的海绵状血管瘤与蔓状血管瘤在彩色多普勒上表现明显不同？**

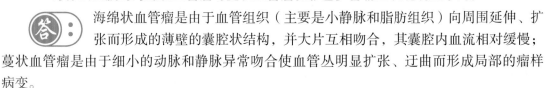 海绵状血管瘤是由于血管组织（主要是小静脉和脂肪组织）向周围延伸、扩张而形成的薄壁的囊腔状结构，并大片互相吻合，其囊腔内血流相对缓慢；蔓状血管瘤是由于细小的动脉和静脉异常吻合使血管丛明显扩张、迂曲而形成局部的瘤样病变。

彩色多普勒检查时，海绵状血管瘤表现为在瘤体内无回声区中有不规则、红蓝相间、小片状血流信号，颜色较暗，也可无血流信号显示；探头加压后快速放松时，瘤体内血流信号可显示或颜色较前变亮。蔓状血管瘤瘤体内有丰富的红蓝相间的彩色血流，颜色明亮，有细小动、静脉瘘部位的血流呈五彩镶嵌样。与海绵状血管瘤不同的是，蔓状血管瘤无须加压，瘤体内的彩色血流就可以清晰显示。

**29. 什么是马松瘤？**

马松瘤（Masson瘤），又称疣状血管内皮瘤、Masson假血管肉瘤和血管内乳头状内皮增生，不是肿瘤性病变，属于机化性血栓的一种特殊类型。一般认为本病是血管内皮细胞的良性乳头状增生（细胞肥大而无异型性），发生部位广泛，常见于头颈和四肢皮肤，既往局部常有血管损害。病理上表现为血管内膜破坏、纤维化，同时伴有丰富的乳头状内皮细胞增生，其内有大量的新生血管形成。超声表现为浅静脉内实性低回声团块，内部可见血流信号，频谱多普勒探及动脉或静脉频谱。

**30. 什么是 K-T 综合征？**

K-T综合征的全称为Klippel-Trenaunay syndrome，简称KTS，是一种常染色体显性遗传病，又称为"畸形骨肥大综合征"，是由法国医生Klippel和Trenaunay在1900年发现并命名的。K-T综合征是一种多因素作用、中胚层发育异常的先天性血管畸形，可累及一个或多个肢体。主要表现为皮肤血管痣（瘤）、静脉曲张、软组织及骨肥大畸形三联征，K-T综合征的患者肢体肥大，长度较对侧长，一般葡萄酒样色斑位于大腿或小腿外侧，而不是内侧，内侧一般考虑单纯性大隐静脉曲张。除典型的三联征外，本病还可出现血栓形成、肺栓塞、心力衰竭，以及胃肠道、肾脏或生殖器异常血管的出血等并发症。根据K-T综合征的超声表现，一般分为3型：动脉型（包括动脉堵塞、缺如或异常增生等）、静脉型（以静脉异常为主，包括浅静脉曲张、静脉瘤、深静脉瓣膜功能不全、深静脉瓣缺如或深静脉缺如等）和混合型（主要以患肢异常的动-静脉瘘为主）。患者一般都有腰背部色斑，血管均纤细，走行异常，最典型的K-T综合征为动静脉阶梯样瘘。主要并发症包括高凝状态、血栓形成及肺栓塞。超声检查可显示浅、深静脉的分支、走行、管壁回声、管腔情况，注意观察有无血管的缺如和变异；观察浅静脉瘤样扩张、团块变化及交通支静脉形成情况；结合Valsalva试验，观察彩色血流信号反流情况，判断静脉瓣膜的功能状况。

## 第六节 腹部血管

**1. 为什么在解剖体位中动脉一会儿在静脉的前面，一会儿在静脉的后面?**

【答】：人体动脉和静脉的位置关系是有一定规律的，一般脐水平线以上动脉位于静脉的后方，脐水平线以下动脉位于静脉的前方（注意：这里说的前后方是指人体的解剖体位）（图2.6.1）。

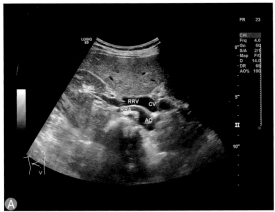
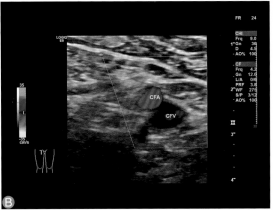
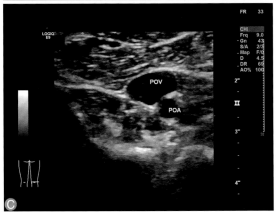

A.右肾动脉位于右肾静脉的后方；B.股总动脉位于股总静脉的前方；C.从腘窝处扫查，腘静脉较腘动脉表浅，解剖体位腘动脉位于腘静脉前方。

**图2.6.1 动脉与静脉的解剖位置关系**

**2. 在上腹部超声检查时，看到一条动脉横穿在下腔静脉后方，这是什么血管?**

【答】：在进行上腹部超声检查时，可以看到下腔静脉后方有一条血管横穿，通过仔细辨认不难发现其为右肾动脉，这也是唯一一条动脉在下腔静脉后方。如果在进行右肾动脉超声检查但不知道哪条是右肾动脉时，可以先在腹部纵切面观察下腔静脉长轴，寻找其后方走行的右肾动脉横切面，将右肾动脉横切面放置于图像的中央，然后旋转探头约90°就可以观察到右肾动脉长轴（图2.6.2）。

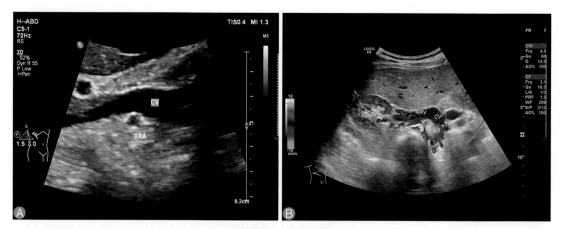

A. 下腔静脉长轴切面后方可见右肾动脉横切面图像；B. 下腔静脉短轴切面后方可见右肾动脉长轴图像。

**图2.6.2 右肾动脉血管走行**

### 3. 为什么怀疑存在肾动脉狭窄患者的重点扫查部位因年龄不同而不同？

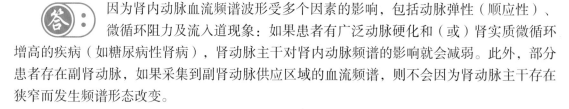

动脉粥样硬化是老年患者肾动脉狭窄的主要原因，其主要发生在肾动脉的起始段及近心段；年轻患者尤其是年轻女性患者更易患肌纤维发育不良和大动脉炎，肌纤维发育不良容易累及肾动脉远段和段动脉分支，大动脉炎容易累及肾动脉的起始段及近心段，故当临床怀疑肾动脉可能存在狭窄时，超声医生需根据患者的年龄和性别进行有针对性的超声检查，以便在最短的时间明确诊断。

### 4. 为什么部分患者肾动脉主干存在重度狭窄而肾内动脉血流频谱无低速低搏动性改变？

因为肾内动脉血流频谱波形受多个因素的影响，包括动脉弹性（顺应性）、微循环阻力及流入道现象：如果患者有广泛动脉硬化和（或）肾实质微循环增高的疾病（如糖尿病性肾病），肾动脉主干对肾内动脉频谱的影响就会减弱。此外，部分患者存在副肾动脉，如果采集到副肾动脉供应区域的血流频谱，则不会因为肾动脉主干存在狭窄而发生频谱形态改变。

### 5. 关于肾移植术后吻合口狭窄的诊断，术后有一段时间的水肿期，吻合口血流速度会升高，那么应该从什么时候开始可以排除水肿而诊断狭窄，诊断标准又是什么？

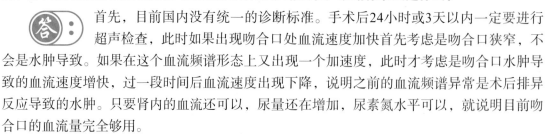

首先，目前国内没有统一的诊断标准。手术后24小时或3天以内一定要进行超声检查，此时如果出现吻合口处血流速度加快首先考虑是吻合口狭窄，不会是水肿导致。如果在这个血流频谱形态上又出现一个加速度，此时才考虑是吻合口水肿导致的血流速度增快，过一段时间后血流速度出现下降，说明之前的血流频谱异常是术后排异反应导致的水肿。只要肾内的血流还可以，尿量还在增加，尿素氮水平可以，就说明目前吻合口的血流量完全够用。

### 6. 超声发现腹主动脉瘤时应注意观察哪些内容？

超声检查发现腹主动脉瘤时，需要着重注意以下内容：①腹主动脉瘤最大直径的测量：主要测量垂直于管腔纵轴外膜至外膜间的距离，瘤体最大直径与瘤体破裂发生率呈正相关，也是是否进行手术的主要依据；②瘤颈：测量瘤体近端的瘤颈长度（瘤体上缘至肾动脉开口）、远端的瘤颈长度（瘤体下缘至腹主动脉分叉）、瘤颈内径、瘤颈内有无钙化斑及钙化斑大小、瘤颈成角范围等；③病变是否累及左右髂总动脉和髂外动脉，受累左右髂总动脉和髂外动脉的内径、长度；④病变是否累及左右肾动脉，有无肾动脉狭窄；⑤瘤体内附壁血栓最大厚度；⑥肠系膜上、下动脉及腰动脉的血流情况等（图2.6.3）。

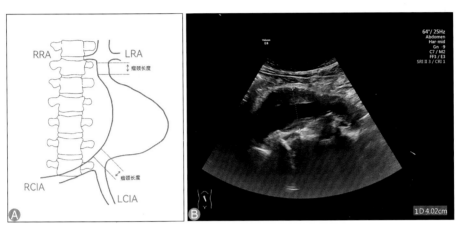

A. 腹主动脉瘤示意图；B. 腹主动脉局部呈瘤样扩张，壁上可见低回声血栓形成。

图2.6.3　腹主动脉瘤示意图及典型超声表现

**7. 为什么腹部囊状动脉瘤向侧方突出时容易漏诊？**

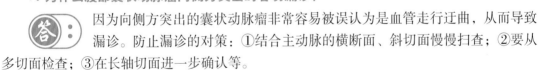 因为向侧方突出的囊状动脉瘤非常容易被误认为是血管走行迂曲，从而导致漏诊。防止漏诊的对策：①结合主动脉的横断面、斜切面慢慢扫查；②要从多切面检查；③在长轴切面进一步确认等。

**8. 什么是炎性腹主动脉瘤？**

炎性腹主动脉瘤发病率约占腹主动脉瘤的5%，腹主动脉壁表现为原因不明的炎症细胞浸润并伴有重度的纤维性增厚。显著肥厚的组织与输尿管及肠管等周围组织相互交织粘连，因此可伴有肾积水及肠梗阻。普通的腹主动脉瘤患者大多无明显临床症状，而炎性腹主动脉瘤患者大多有腹痛、背痛或侧腹部痛等症状。典型的声像图表现为腹主动脉壁周围有一圈低回声环带，腹主动脉壁增厚，尤其是腹侧壁及外侧壁，而背侧壁正常，表现为均匀的低回声，被称为"灯罩征"，这是诊断本病的主要依据。增厚的腹主动脉瘤壁内可出现钙化。部分患者可有肾盂积水和近侧输尿管扩张。附壁血栓及主动脉瘤破裂的情况下通常也有类似的表现，需要特别注意在出现"灯罩征"时，要扩大检查范围，同时要注意观察有无肾积水和肠梗阻。

**9. 为什么腹主动脉瘤支架置入术后要进行超声复查？主要为了了解什么？**

腹主动脉瘤支架置入术后需要了解支架的位置、长度、内部血流情况和支架与动脉瘤壁之间瘤腔内情况等，以便评价手术效果。支架术后超声主要评价内容包括：①瘤体大小及与之前复查结果的比较。②有无内漏，与术前或术后基础数据比较，直径增大5 mm以上，需要警惕存在内漏或其他术后并发症的可能。Ⅰ型内漏主要是由于支架未紧贴腹主动脉管壁，血液从支架近段或远端附着处进入瘤腔；Ⅱ型内漏为侧支反流性内漏，即血液从腹主动脉或髂动脉的分支动脉（如肠系膜下动脉、腰动脉、髂内动脉等）反流入腹主动脉壁与支架之间的瘤腔；Ⅲ型内漏主要是由于两个以上组合型支架的连接不良或支架断裂形成的内漏；Ⅳ型内漏是指血液由支架覆盖膜孔隙漏出到瘤体腔内；Ⅴ型为张力型内漏，通常表现为由不明原因的瘤体增大引起。③支架内是否有血栓形成。④支架是否移位、变形或断裂。⑤是否存在术后感染。⑥肾动脉有无狭窄或闭塞等（图2.6.4）。

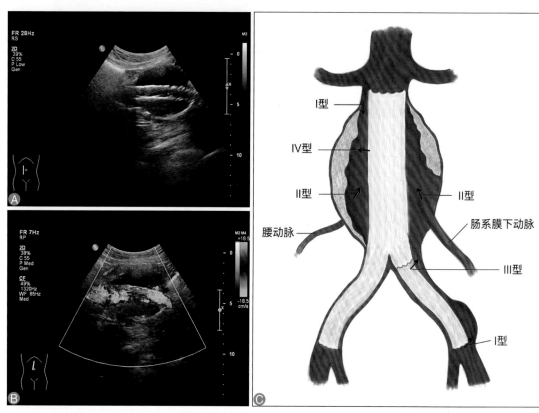

A. 腹主动脉瘤支架置入术后，支架位置正常；B. 彩色多普勒提示血液由支架覆盖膜孔隙漏出到瘤体腔内；
C. 腹主动脉瘤支架术后内漏的分型示意图。

**图2.6.4　腹主动脉瘤支架术后内漏**

**10. 腹主动脉瘤为什么要进行定期复查？复查频率是多少？**

（答）：腹主动脉瘤比较小时一般不需要进行手术治疗，但是因为腹主动脉瘤会增大，且增长速度似乎与动脉瘤的大小成正比，即动脉瘤越大，增长速度越快。通常30～40 mm的动脉瘤增长速度是每年1～2 mm，然后加速至每年4～5 mm，甚至更快。30～40 mm的腹主动脉瘤一般建议每年复查一次，41～45 mm的建议每半年复查一次，46～50 mm的每3～6个月复查一次，51～55 mm的每3个月复查一次。

### 11. 为什么会出现"胡桃夹综合征"?

**答**：　下腔静脉位于腹主动脉的右侧，两者并列于后腹膜，右肾静脉径直注入下腔静脉，而左肾静脉则需穿经腹主动脉与肠系膜上动脉所形成的夹角、跨越腹主动脉前方才注入下腔静脉。正常时，此夹角为45°~60°，被肠系膜脂肪、淋巴结及腹膜等所填充使左肾静脉不致受压；但青春期的年轻人在身高迅速增长、椎体过度伸展、体型急剧变化等情况下，左肾静脉受压致肾静脉淤血，在静脉窦和肾盂之间形成异常交通支而发生血尿，也可表现为蛋白尿和男性精索静脉曲张等（图2.6.5）。

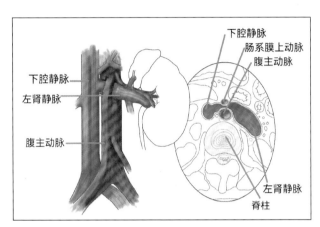

图2.6.5　"胡桃夹综合征"解剖示意

### 12. 什么叫"胡桃夹现象"?

**答**：　"胡桃夹现象"是指由于左肾静脉夹在腹主动脉与肠系膜上动脉之间，导致左肾静脉内压力增高，引起左肾一系列病变的现象。主要的临床症状表现为镜下血尿，还常常伴有左侧腹痛、左侧腰痛，常常活动后加剧。常见于较瘦的年轻人。"胡桃夹综合征"的主要超声表现为仰卧位时左肾静脉扩张处与狭窄处管腔前后径比值大于3，或者脊柱后伸位20分钟后此比值大于4。CDFI示左肾静脉受压狭窄处血流束变细、紊乱，血流速度明显加快，部分患者可见五彩血流信号，而狭窄远心段流速明显减慢，频谱低平（图2.6.6）。

### 13. 为什么"胡桃夹综合征"和"胡桃夹现象"不是同一个概念?

**答**：　"胡桃夹综合征"是指左肾静脉受到挤压伴血尿或直立性蛋白尿、腰痛和精索静脉曲张等一系列临床综合征，为临床诊断。"胡桃夹现象"是指腹主动脉和肠系膜上动脉之间的左肾静脉管腔狭窄而远心段管腔扩张的现象，不伴或伴有临床症状，为形态学诊断。"胡桃夹现象"在正常人中亦可存在，概念较"胡桃夹综合征"更为宽泛。

### 14. 什么是"后胡桃夹综合征"?

**答**：　"胡桃夹综合征"，即左肾静脉压迫综合征，是指左肾静脉系统压力增高，可扩张迂曲，静脉壁变薄、破裂，临床上出现血尿、蛋白尿。多为镜下或肉

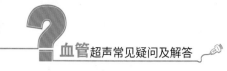
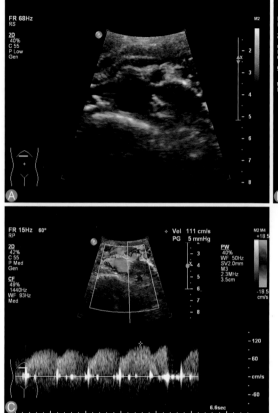

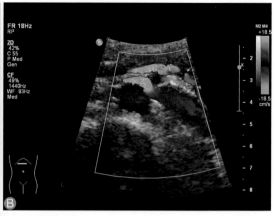

A. 左肾静脉于腹主动脉与肠系膜上动脉之间受压，局部管径变细，远心段内径增宽；B. 彩色多普勒提示左肾静脉受压处血流较花；C. 左肾静脉受压处最高流速达 111 cm/s。

图2.6.6 典型"胡桃夹现象"的超声表现

眼、非肾小球源性、无症状性血尿。直立性蛋白尿多在剧烈运动后出现，多见于体型瘦长者。临床分为"前胡桃夹综合征"与"后胡桃夹综合征"。"后胡桃夹综合征"（posterior nutcracker syndrome，PNCS）是指左肾静脉解剖位置的异常导致左肾静脉从腹主动脉和脊柱之间穿过，受腹主动脉和椎体压迫。PNCS是"胡桃夹综合征"的一种特殊类型，很多超声医生对本病认识不足，临床诊断率不高（图2.6.7）。

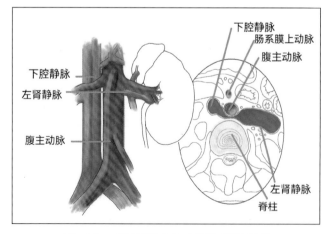

下腔静脉
左肾静脉
腹主动脉

下腔静脉
肠系膜上动脉
腹主动脉
左肾静脉
脊柱

图2.6.7 "后胡桃夹综合征"解剖示意

**15. 当左肾静脉压迫引起左肾静脉曲张时，为什么不会马上引起血尿?**

因为盆腔中有很多反流侧支的代偿，包括左性腺静脉、腰升静脉、肾上腺静脉、输尿管周围静脉、肾囊静脉或肾内静脉，以减轻其静脉压力的快速升高，所以不会马上出现左肾静脉压升高，起初多以无症状居多。

**16. 为什么左肾静脉阻塞的发生率高于右肾静脉?**

左肾静脉较右肾静脉细长，血流回流阻力增大，另左侧精索静脉直接开口于左肾静脉主干，增加了左肾静脉血流回流的阻力，血流缓慢，有利于血栓的形成，且左肾静脉容易受到肠系膜上动脉的压迫，使得左肾静脉血液回流受阻。

**17. 为什么十二指肠上动脉在进食前后频谱形态会发生较大变化?**

进食时，肠系膜上动脉表现为高阻型血流频谱，进食30~90分钟后，肠系膜上动脉则呈现出低阻型频谱，表现为收缩峰宽大及舒张期的持续血流。发生这种现象的主要原因为空腹时胃肠道的血管收缩造成肠系膜上动脉远端动脉血管总横切面积减小，从而阻力比较大；进食后胃肠道的血管舒张，管径扩张，血管总横切面积增加明显，使得肠系膜上动脉远端的阻力降低。所以在评价肠系膜上动脉频谱形态时，需要咨询一下被检查者是否进食及进食时间等信息（图2.6.8）。

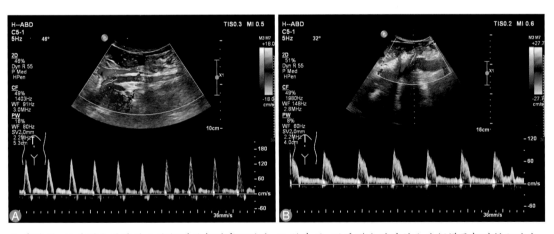

A.空腹时,肠系膜上动脉的血流频谱呈相对高阻改变; B.饮食后,肠系膜上动脉的血流频谱呈相对低阻改变。

**图2.6.8 进食前后肠系膜上动脉的血流频谱形态不同**

**18. 为什么会出现肠系膜上动脉压迫综合征?**

在肠系膜上动脉与腹主动脉的夹角内走行的有左肾静脉和十二指肠水平部。某些先天性的原因造成该处夹角过小时，就会导致左肾静脉和（或）十二指肠水平部受压，前者被称为"胡桃夹综合征"，后者被称为肠系膜上动脉压迫综合征。肠系膜上动脉压迫综合征可发生于任何年龄，但以消瘦的中青年女性或长时间卧床者多见，呈慢性间歇性发病，持续数天后可自行缓解，也偶见急性发病者。一般在患者体型变得稍胖一些以后发作会逐渐消失。经内科治疗无效时可行外科重建术，疗效满意。

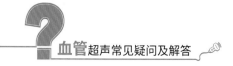

### 19. 十二指肠为什么会被血管卡压引起症状？

答：肠系膜上动脉综合征（superiormesenteric artery syndrome，SMAS）是指肠系膜上动脉与腹主动脉两者之间的夹角较小，压迫十二指肠水平段引起的十二指肠近端梗阻，亦称之为良性十二指肠淤滞症。SMAS可引起餐后反复发作的恶心呕吐和腹痛腹胀，导致患者长期进食障碍和严重营养不良。十二指肠、肠系膜上动脉（superior mesenteric artery，SMA）与腹主动脉（abdominalaorta，AO）三者的解剖关系与SMAS的发生有密切关系。SMA约在第一腰椎水平起源于AO，在立位或卧位时，向下向右走行于小肠系膜内，与AO形成一锐角，并在进入小肠系膜前跨过十二指肠水平部。

在正常情况下，十二指肠位于AO与SMA的夹角内，正常人这一夹角为40°~60°，夹角内的十二指肠水平部的宽度为10~28 mm，夹角间隙被肠系膜脂肪、淋巴结、腹膜等填充而使十二指肠不受压。当夹角变小（<15°）或者宽度小于8 mm时，可使SMA压迫十二指肠水平部于AO或椎体上，从而造成肠腔狭窄和梗阻。

SMAS的发生与先天因素和后天因素有关。先天因素是由于SMA变异引起，SMA起源于AO的位置过低或分出时角度较小，则对横过其间的十二指肠造成机械性压迫。此外，十二指肠上升段过短或Treitz韧带过短，将十二指肠上升段悬吊固定于较高位置，使十二指肠水平部接近SMA和AO夹角间隙的根部，使之更容易受压。后天因素主要为各种疾病引起的显著消瘦与脂肪消耗，导致夹角内脂肪垫消失，两动脉间夹角缩小而使十二指肠受压梗阻。还有文献报道脊柱畸形的患者行椎体融合术后继发的SMAS（图2.6.9）。

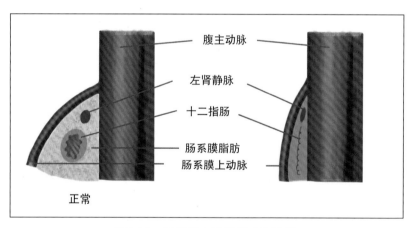

图2.6.9　肠系膜上动脉综合征示意

### 20. 为什么会出现正中弓状韧带综合征？

答：正中弓状韧带综合征又被称为腹腔动脉压迫综合征、膈肌中角压迫综合征等，是指由于正中弓状韧带压迫腹腔动脉和腹腔神经节造成的以上腹部疼痛为主的一种疾病，其好发年龄在20~40岁，女性比较常见，尤其是体瘦女性。典型的症状为餐后腹痛、体重下降及腹部血管杂音。正中弓状韧带是连接主动脉裂孔两侧膈脚的纤维韧带，构成主动脉裂孔的前缘，腹腔动脉多在正中弓状韧带稍下方发出，随后分为肝总动脉、脾动脉和胃左动脉。在人群中，10%~24%的腹腔干紧邻中弓动脉发出，并可能被中弓动脉压迫，使相应脏器血供减少而产生症状。正中弓状韧带综合征是一种排除诊断，在排除其他疾病所致腹痛后才可以做出诊断。影像学诊断是最重要的确诊手段。超声检查时显示腹腔动脉受压，收缩期峰值流速超过200 cm/s提示腹腔动脉存在狭窄。腹腔动脉的狭窄可能与呼吸有一定关系，吸气时腹腔动脉受压减轻，血流速度减慢；呼气时腹腔动脉受压加重，血流速度加快。严重的病例可以显示完全闭塞纤维化的腹腔动脉和侧支血管的形成（图2.6.10）。

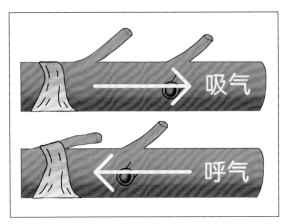

吸气时，腹主动脉下移，腹腔动脉离开正中弓状韧带，血流速度下降；呼气时腹主动脉上升，正中弓状韧带压迫腹腔动脉，血流速度升高。

**图2.6.10　正中弓状韧带综合征的示意**

**21. 为什么下腔静脉近心段波形呈多向型？各个波都有什么含义？**

下腔静脉的血液主要是回流入右心，随着心脏的收缩和舒张，下腔静脉内的血液流动会发生周期性变化，按照心动周期的顺序，分别出现s波、v波、d波、d′波和a波（图2.6.11）。

**s波**：与心室收缩有关，紧随心电图QRS波之后。由于心脏射血时，三尖瓣环朝向心尖运动，右心房容积增大，压力降低，下腔静脉内呈向心血液，回心血量增多，速度较快。

**v波**：在心电图的T波之后立即发生，与等容舒张期有关。s波之后，随着静脉血不断流入右心房，而此时三尖瓣关闭，右心房血流量不断增加，右心房压力升高，右心房过度充盈，导致血液反流，因此形成v波。

**d波**：发生于心电图T波之后不久，此时三尖瓣开放，血液由右心房迅速进入右心室，右心房内压力下降，下腔静脉有较多血液进入右心房，因此形成d波。

**d′波**：由心率缓慢，充盈期延长，右心房过度充盈，压力增高，产生少量逆流导致。

**a波**：在心电图P波之后立即发生，此时心房收缩，房内压升高，下腔静脉内出现短暂逆流，因此形成a波。

**22. 为什么要放置下腔静脉滤器？术后超声需要观察哪些内容？**

下腔静脉滤器的放置主要是为了防止下肢深静脉血栓患者发生血栓脱落，导致肺动脉栓塞。术后主要是观察滤器的位置、形态及可能存在的并发症。并发症主要有：①滤器位置移位：一般情况下滤器位于肾静脉汇入下腔静脉水平以下

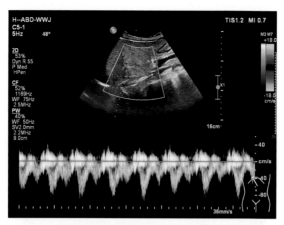

图2.6.11 下腔静脉近心段的血流频谱多普勒波形

10～15 mm处，滤器位置较释放时的位置移位超过20 mm称为滤器移位；②滤器倾斜：滤器长径与下腔静脉纵轴夹角大于15°称为滤器倾斜，滤器倾斜可降低捕获血栓的能力；③滤器变形、张开不全、滤器折断或断裂等；④下腔静脉阻塞；⑤下腔静脉穿孔：滤器支脚穿过血管壁，滤器支撑杆或锚定支脚突出于下腔静脉壁＞3 mm，称为下腔静脉穿孔（图2.6.12）。

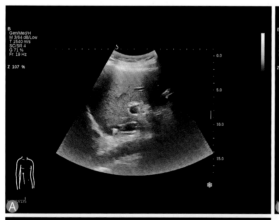
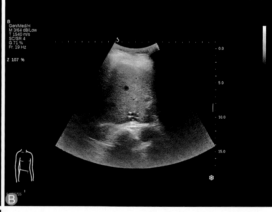
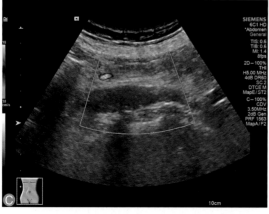

A、B. 下腔静脉滤器移位至肝段；C. 下腔静脉滤器
置入术后，下腔静脉阻塞。

图2.6.12 下腔静脉滤器的超声声像

### 23. 什么是特发性门静脉高压症？

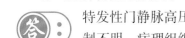 特发性门静脉高压症（idiopathic portal hypertension，IPH）的病因及发病机制不明，病理组织学上可见门静脉壁及周围纤维化，内膜增生，门静脉末梢分支管腔狭窄，被膜下肝实质萎缩。IPH的超声特点：灰阶超声显示肝实质回声增粗，肝静脉系统显示清楚，门静脉管壁增厚，管腔明显狭窄或闭塞（呈条索样强回声）；彩色多普勒检查门静脉血流异常，即彩色血流细小或消失；脉冲波多普勒检查显示血流速度低或无血流信号；常伴门静脉海绵样变性。

### 24. 肝内出现一条异常的静脉管道首先考虑什么？

在日常超声检查工作中，会发现部分患者肝内有异常的管道，局部门静脉分支也扩张，这时需要考虑为门静脉-肝静脉瘘。门静脉-肝静脉瘘可分为先天性和继发性，继发性较为多见，可发生于肝外伤、手术后及肝脏穿刺后患者，一般无明显临床症状。受累的肝静脉和门静脉内径明显增宽，可见小的瘘口或瘘口呈囊性扩张。灰阶超声于肝内可见不规则扩张的肝静脉及门静脉，扩张的门静脉与扩张的肝静脉之间可见异常的通道，肝实质回声正常；彩色多普勒可见肝内扩张的肝静脉和门静脉内充满血流信号，于门静脉-肝静脉异常通道处可见"五彩镶嵌"样血流信号；脉冲波多普勒于门静脉-肝静脉瘘管处可探及高速湍流血流频谱（图2.6.13）。

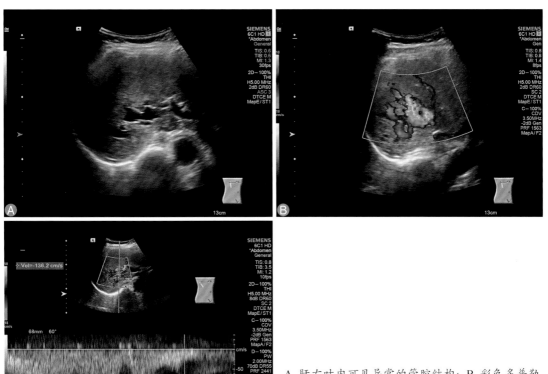

A. 肝右叶内可见异常的管腔结构；B. 彩色多普勒提示肝内异常的"五彩镶嵌"样血流信号；C. 频谱多普勒提示异常的高速静脉样湍流血流频谱。

**图2.6.13 门静脉-肝静脉瘘的超声声像**

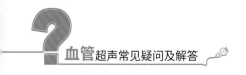

### 25. 什么是TIPSS？

(答)：经颈静脉肝内门腔静脉内支架分流术（transjugular intrahepatic portosystemic stent shunt，TIPSS）是经颈内静脉穿刺（颈内静脉→上腔静脉→右心房→下腔静脉→肝右静脉→门静脉右支或左支→门静脉），最后在门静脉与肝静脉（或下腔静脉）之间建立通道、放置支架。TIPSS属于微创性、限制性门体静脉分流术，其优点在于显著降低门静脉压力和控制食管静脉曲张破裂出血，对顽固性腹腔积液患者来说也是一种安全有效的方法（图2.6.14）。

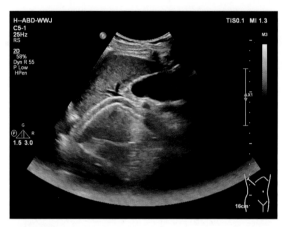

图2.6.14　自门静脉与下腔静脉之间可见支架回声，为TIPSS术后改变

### 26. 什么是布加综合征？

(答)：布加综合征是由各种原因导致的肝静脉和其开口以上段下腔静脉阻塞性病变，常伴有下腔静脉高压的一种肝后门脉高压症。病因多样，可因先天性下腔静脉内隔膜、血液高凝状态引起血栓形成、肿瘤压迫或侵犯静脉及血栓性静脉炎等。肝的病理表现主要为肝静脉回流受阻所致的肝脏淤血，后期可出现肝硬化。发病大多缓慢，病程漫长，可有腹胀、乏力等非特异性临床表现。主要分为3型：单纯累及下腔静脉型，单纯累及肝静脉型，既累及下腔静脉又累及肝静脉的混合型。超声表现：①下腔静脉和（或）肝静脉的狭窄甚至闭塞，可有隔膜型及长段闭塞。如为隔膜，常位于下腔静脉近右房入口处或肝静脉入下腔静脉处，远心段管腔扩张，生理波动减低或消失。彩色多普勒显示局部血流速度增快，频谱形态失常，失去随呼吸节律改变的频谱形态，频谱形态平直。如为血栓或癌栓，可于下腔静脉或肝静脉内见到低回声团，局部血流充盈缺损。如致下腔静脉闭塞，则下腔静脉内血流可见逆向，顺血流方向，往往可以发现侧支情况。②侧支循环形成：肝静脉之间交通支血流自回流受阻肝静脉流向不受阻的肝静脉或经肝右下静脉入下腔静脉；也可通过门静脉分支作为侧支循环。③肝脏改变：早期呈肝淤血表现，晚期呈肝硬化表现（图2.6.15）。

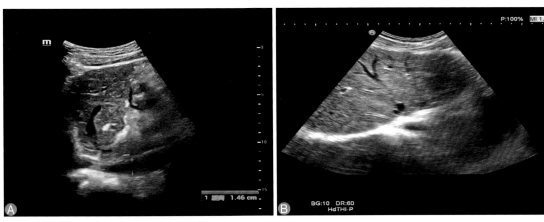

A. 下腔静脉型布加综合征；B. 肝静脉型布加综合征。

**图2.6.15　布加综合征的超声声像**

（感谢徐州医科大学附属医院张世坤主任赠图）

### 27. 门静脉为什么会发生海绵样变性？

**答：** 门静脉海绵样变性是指门静脉和（或）它的分支完全或部分阻塞后，其周围形成大量侧支静脉或栓塞的门静脉再沟通后形成若干细小血管。门静脉海绵样变性分为原发性和继发性两类。原发性是指门静脉及其分支结构先天性发育异常或婴儿出生后脐静脉和静脉导管闭锁过程累及门静脉及其属支，使得门静脉管腔狭窄甚至闭锁、消失，部分则是脐静脉和肝静脉之间的静脉丛异常增生。继发性则是正常门静脉系统因各种致病因素导致门静脉血流受阻，血液淤滞及血流量的增加而造成门静脉压力增加、侧支循环建立、门静脉再通。致病因素多为门静脉癌栓、血栓、门静脉周围纤维组织炎、脾切除术后、消化系统感染性疾病及外界压迫等（图2.6.16）。

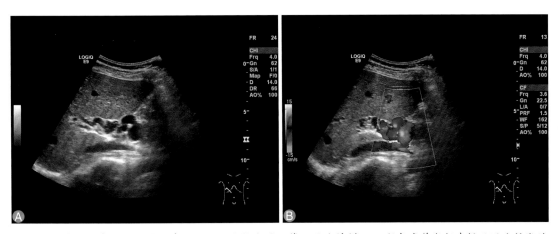

A. 肝门处未见正常的门静脉回声，可见迂曲扩张的血管，呈海绵样；B. 彩色多普勒超声提示迂曲扩张的血管内充盈血流信号。

**图2.6.16　门静脉海绵样变性的典型超声声像**

### 28. 什么是遗传性出血性毛细血管扩张症？

遗传性出血性毛细血管扩张症（hereditary hemorrhagic telangiectasia，HHT）为常染色体显性遗传病导致的血管发育异常，主要表现为反复鼻衄、皮肤黏膜毛细血管扩张、内脏器官的动静脉畸形（可累及肺、肝脏、脑、胃肠道等脏器）。HHT的Curacao诊断标准包括：①反复发作的自发性鼻衄；②多个特征部位出现毛细血管扩张，如唇、鼻、手指和口腔黏膜等；③内脏受累，如消化道的毛细血管扩张，肺、肝、脑的动静脉畸形；④阳性家族史，直系亲属中有HHT患者。符合以上3条或3条以上条件者临床可确诊为HHT，2条为疑似，0~1条基本可排除HHT诊断。

当HHT累及肝内血管时，由于肝动脉压力较门静脉高，所以肝动脉容易出现异常改变而呈不规则的窦状扩张及肝内动静脉畸形。灰阶超声显示从肝门至肝内可见较广泛的肝动脉囊状蛇形迂曲扩张，内径为7~11 mm，扩张的管壁周围组织回声增强，门静脉回声正常。超35%的患者伴有肝内动静脉畸形。由于大量的血流通过扩张的肝内动脉，使腹腔动脉、肝动脉、肝固有动脉明显扩张，内径增宽。彩色多普勒显示迂曲扩张的肝动脉内充满血流信号，色彩明亮，脉冲波多普勒可探及动脉样高速低阻血流频谱，同时可测及腹腔动脉、肝动脉、肝固有动脉内血流速度加快，为高速低阻血流频谱。

### 29. 什么是 Retzius 静脉？

在十二指肠、胰腺、结肠及肝的无腹膜覆盖区与体壁之间有许多小静脉相连，这类静脉称为Retzius静脉，肝硬化时这类静脉会起到一定的代偿作用。

### 30. 为什么髂血管很少形成假性动脉瘤？

因为髂血管周边没有什么特别的组织可以用于包裹，如果血管破裂就会出现盆腔大出血。但髂血管也可以形成夹层动脉瘤，其形状和假性动脉瘤特别类似，这主要是外膜撕脱导致的动脉瘤，一般考虑感染或其他因素导致的动脉管壁结构破坏。

### 31. 什么是"自行车运动员髂动脉综合征"？

"自行车运动员髂动脉综合征"又称髂外动脉内膜纤维化，发病机制尚不明确，一般认为是在骑自行车的运动过程中髋关节重复伸屈运动所引起的髂动脉反复折动，以及剧烈运动过程中充血肿胀的腰大肌对髂动脉的压迫导致髂动脉内膜受损并逐渐纤维化。本综合征主要累及髂外动脉，多为单侧（左侧多见）。超声检查（包括双功能超声扫描及运动前和运动后的踝肱指数测定）能够评估不同状况下（自然平卧位、髋关节屈曲位及运动后）髂动脉的形态学和血流动力学变化，为髂外动脉内膜纤维化辅助诊断的主要方法。

### 32. 为什么髂静脉压迫好发于左侧？

髂静脉压迫是由左侧髂总静脉受到前方右侧髂总动脉和后方腰椎的压迫所致，又称梅瑟纳综合征（May-Thurner Syndrome），因此左侧髂总静脉血流缓慢，是血栓好发的部位。如果此部位发生血栓，不易向近心端延伸，脱落的危险性比较低（图2.6.17）。

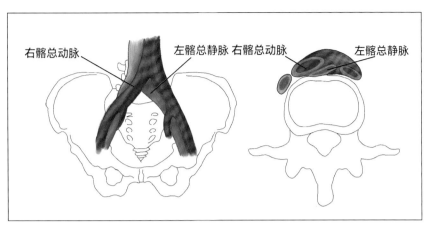

图2.6.17　髂静脉压迫综合征的解剖示意

### 33. 为什么盆腔静脉淤血综合征好发于左侧?

答：盆腔静脉淤血综合征可能和以下因素有关：①左侧髂总静脉在右侧髂总动脉和骶骨岬之间走行，导致左侧髂总静脉受压，从而导致左侧髂静脉压力增高。②腹主动脉和肠系膜上动脉之间的左肾静脉受压，从而导致左侧静脉压力增高。③左侧卵巢静脉瓣膜缺如的发生率是右侧的2倍，血流更容易反流。④左侧卵巢静脉（left ovarian vein，LOV）较右侧卵巢静脉（right ovarian vein，ROV）长，直立位引流较困难。⑤有时患者便秘时左侧的乙状结肠可压迫LOV（图2.6.18）。

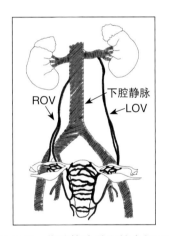

图2.6.18　盆腔静脉淤血综合征示意

### 34. 为什么有相当多盆腔静脉淤血综合征的患者合并下肢静脉瓣膜功能不全?

答：盆腔静脉在被引流的脏器周围形成网状，且引流盆腔不同区域的静脉之间存在较多的交通支，可以与下肢静脉之间构成一个交通网，所以盆腔静脉曲张可以累及下肢静脉血液的回流，临床上常表现为下肢大腿内上段及后段不典型静脉曲张及外阴、阴道、臀、会阴上段静脉曲张。

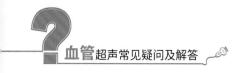

### 35. 为什么卵巢静脉曲张会引起慢性盆腔痛?

**答:** 目前理论认为卵巢静脉扩张导致血管内膜拉伸,从而使血管内的内皮细胞和平滑肌细胞变形,导致血管活性物质、神经递质等的释放〔如P物质(神经肽)和神经激肽A/B刺激释放〕,最终导致炎症反应和疼痛。此外,静脉曲张、淤血可能激活静脉壁内的选择性痛觉感受器,导致内脏痛觉神经持续性刺激传入,从而导致弥漫性疼痛。因此使用加巴喷丁和阿米替林等缓解神经性疼痛的药物治疗慢性盆腔疼痛,较阿片类镇痛药或非甾体类镇痛药更为有效。扩张迂曲的盆腔静脉团块所产生的占位效应,压迫刺激周围邻近神经组织亦为因素之一。

### 36. 卵巢静脉曲张与盆腔静脉淤血综合征有何区别?

**答:** 卵巢静脉综合征为卵巢静脉瓣膜功能不全或静脉瓣膜缺如,出现卵巢静脉反流,最终导致卵巢静脉扩张,并由此导致慢性下腹部钝痛、压迫感和沉重感等一系列不适综合征。盆腔静脉淤血综合征是一种以卵巢静脉曲张和盆腔静脉淤血为病理基础,以慢性盆腔疼痛为主要症状的临床综合征。卵巢静脉曲张仅因卵巢静脉扩张所致,而盆腔静脉淤血综合征被认为是整个盆腔静脉丛扩张所致,通常可向远端扩张而累及外阴和下肢静脉。因卵巢静脉丛与盆腔静脉丛有丰富侧支沟通,随病情进展可能导致其他盆腔静脉丛扩张,可视为盆腔静脉淤血综合征疾病发展的一部分。卵巢静脉曲张并不完全等同于盆腔静脉淤血综合征,尽管两者具有类似的病理基础(卵巢静脉扩张)、相似流行病学特点(多见于育龄期)及对手术(卵巢静脉栓塞/结扎)具有相似的疗效,但其临床表现并不尽相同,卵巢静脉曲张的手术疗效较为确切、持久。

### 37. 什么是子宫圆韧带静脉曲张?

**答:** 子宫圆韧带起自输卵管子宫连接处,主要功能为保持子宫前倾位,经过腹股沟管止于阴阜及大阴唇,其内分布蔓状静脉丛。子宫圆韧带静脉曲张多见于孕晚期妇女,发病率较低,左侧多见,主要由于孕晚期血管扩张、循环容量增加、子宫压迫造成静脉回流不畅。临床表现为腹股沟区隆起或有包块,可有局部肿痛不适,质软,平卧位后可减小或消失。超声表现为沿腹股沟管走行的低无回声包块,梭形或椭圆形,部分呈迂曲管状或蜂窝状。探头加压或改变腹压后,大小可变化。彩色多普勒显示内为红蓝相间的血流,血流暗淡,呈低速静脉频谱。

## 第七节 其他血管

### 1. 为什么精索静脉曲张 90% 发生于左侧?

**答:** 左侧精索静脉曲张的发病率较右侧高,一般与下列原因有关:①人体平时多取直立姿势,使精索静脉内血液必须克服重力自下而上回流;②静脉壁及邻近的结缔组织薄弱或提睾肌发育不全,削弱了精索内静脉周围的依托作用;③左侧精索内静脉的瓣膜缺损或关闭不全多于右侧；④左侧精索内静脉位于乙状结肠后面，易受肠道压迫影响其通畅；⑤左侧精索静脉呈直角进入肾静脉，行程稍长，静水压力较高；⑥近端钳夹现象：左侧肾静脉位于主动脉与肠系膜动脉之间，肾静脉受压可能影响精索内静脉回流；⑦远端钳夹现象：右侧髂总动脉可能使左髂总静脉受压，影响左侧输精管静脉回流等（图2.7.1）。

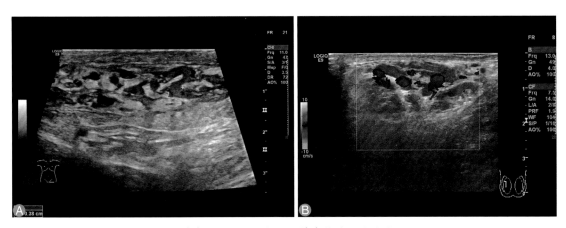

A. 精索静脉迂曲曲张；B. 精索静脉血流缓慢。

**图2.7.1　典型精索静脉曲张的超声声像图表现**

### 2. 什么是佩罗尼病？

答：佩罗尼病（Peyronie's disease，PD）又称阴茎纤维性海绵体炎，是一种由白膜纤维化引起的后天获得性阴茎畸形，导管斑块形成。PD中的纤维化斑块被认为是由阴茎勃起或半勃起状态下阴茎轴的屈曲所导致的。这种重复性的创伤导致阴茎轴微血管撕裂，以致白膜胶原沉积及随后斑块的形成，进而导致阴茎弯曲。

### 3. 什么是胸廓出口综合征？

答：胸廓出口综合征（thoracic outlet syndrome，TOS）是指锁骨下动、静脉及臂丛神经在胸廓出口处受压而导致的临床综合征。胸廓出口处结构复杂，在臂丛神经、血管周围存在肌腱、韧带、骨骼等多种组织，这些组织在臂丛神经周围共同形成多个隐性腔隙性结构，包括斜角肌间隙、肋锁间隙、胸小肌间隙等。在腔隙内臂丛神经被这些组织结构包围，容易受到坚硬及病变组织的压迫。95%以上的TOS累及臂丛神经，而累及锁骨下动、静脉者不到5%。$C_8/T_1$神经根发出的臂丛下干与第1肋骨紧密接触，在创伤或慢性劳损时，更容易受压迫形成神经型TOS。TOS分为动脉、静脉和神经3型，诊断动脉时一般手放在头后，诊断静脉时则为上肢垂立位检查，如果常见体位不能诱发TOS，则咨询患者大部分在什么体位情况下出现临床症状，然后就嘱患者在其常见诱发临床症状的体位进行检查。锁骨下动脉或静脉局部受压，血流速度明显升高就可以诊断，但目前暂无具体的标准。颈肋、第7颈椎横突过长、斜角肌肥大、异常肌腱等先天性解剖结构因素及斜角肌损伤、锁骨骨折、肩胛带下垂等后天性因素均可以引起TOS（图2.7.2）。

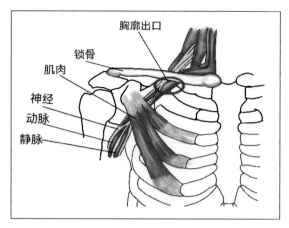

图2.7.2　胸廓出口处的解剖示意

**4. 为什么肺动脉栓塞好发于右侧?**

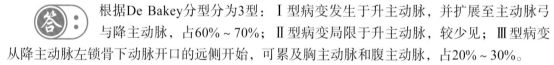

肺动脉栓塞好发于右侧,主要与右肺的生理结构有很大的关系,右侧的支气管相对左侧支气管位置更低,右肺主支气管是垂直向下的,且右侧的血管分布比左侧多,血流量也大,这些均导致栓子更容易进入右肺动脉。

**5. 什么是主动脉夹层的 De Bakey 分型? 什么是 Stanford 分型?**

根据De Bakey分型分为3型:Ⅰ型病变发生于升主动脉,并扩展至主动脉弓与降主动脉,占60%～70%;Ⅱ型病变局限于升主动脉,较少见;Ⅲ型病变从降主动脉左锁骨下动脉开口的远侧开始,可累及胸主动脉和腹主动脉,占20%～30%。

Stanford分型是按照夹层动脉瘤发生的部位和范围,根据升主动脉是否受累分为A、B两种类型。A型是指内膜破裂处位于升主动脉、主动脉弓或近段降主动脉。Stanford A型相当于De Bakey分型的Ⅰ型和Ⅱ型。B型是指内膜破裂口位于近段降主动脉,夹层动脉瘤的范围仅限于降主动脉或延伸入腹主动脉,但不累及升主动脉,相当于De Bakey分型的Ⅲ型。

**6. 发泡试验和右心声学造影的结论为什么不一致?**

当发泡试验阳性而右心声学造影阴性时,说明发泡试验敏感性更高,因为右心声学造影只是观察其中一个面,而发泡试验则是全部的栓子都能监测到;当发泡试验阴性而右心声学造影阳性时,说明栓子可能没有入颅,所以发泡试验没有监测到。以上两种情况只有在分流量小的时候才能出现,分流量大的时候不会出现。如果有大量的分流,需要结合心脏彩超看看是不是存在房间隔缺损,还要排除肺动静脉瘘的可能性。肺动静脉瘘发泡试验敏感性更高,有时行右心声学造影时,可能因为Valsalva动作做得不标准,就会出现两种检查结果的不一致。如果能够开展右心声学造影和发泡试验这两种技术,在右心声学造影结果为阴性的时候,必须再做一次发泡试验进一步证实。

**7. 什么是血管球瘤?**

血管球瘤好发于30～50岁,女性多于男性,可发生于身体的任何部位,以手部指甲下方最为好发,通常病变处有疼痛、压痛及对冷刺激过敏等临床症状。超声上一般表现为低回声，多呈类圆形或椭圆形，边界清，较大肿瘤可侵蚀指骨，内部及周边血流丰富，典型超声表现为花环状或小火球样较丰富的血流信号，频谱呈低速低阻改变。

**8. 为什么常规超声检查发现某个脏器内有无回声一定要进行彩色多普勒超声检查?**

（答）：常规超声检查发现一个无回声，很多超声医生会习惯性认为就是囊肿，其实有不少血管瘤或血管病变在二维超声上表现为极低回声甚至无回声。在行彩色多普勒超声检查后就会发现部分病变是血管瘤或血管病变，而非囊肿，故在日常工作中不论发现什么异常回声，均需要进行彩色多普勒超声检查，以进一步明确病变性质（图2.7.3）。

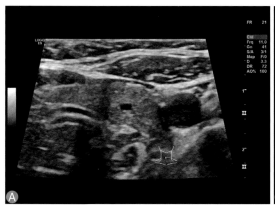
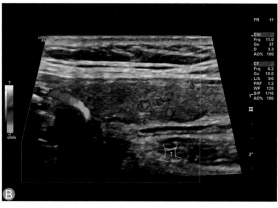
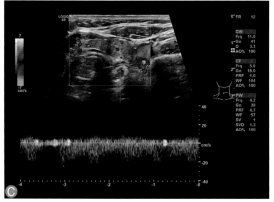

A.左侧甲状腺中极可见一类似胶质结节样无回声，边界清，后方回声增强；B.彩色多普勒提示无回声内可见血流信号；C.频谱多普勒提示无回声内探及动静脉瘘样血流频谱。

**图2.7.3　甲状腺内动静脉瘘**